Remerciements de Michel Debout
À toutes celles et tous ceux que je n'ai plus revus et que j'aimerais revoir…
Remerciements à Gérard Clavairoly pour nos riches échanges
sur ces questions… et bien d'autres.
À Maxime Romette, mon petit-fils, pour son aide précieuse.

Remerciements de Jean-Claude Delgènes
Pour mes enfants, Hugo et Eva, qu'ils conservent toujours cette joie de vivre si précieuse et cette affirmation positive dans l'existence ! Pour Françoise, qui m'a ouvert à tant de beautés dans ce vaste monde.

Nous tenions à remercier Dorsaf, Marie-Françoise et notre éditrice Anne-Laure qui ont su si bien conseiller notre travail.

Suicide
un cri silencieux

mieux comprendre pour mieux prévenir

Suicide
un cri silencieux

mieux comprendre pour mieux prévenir

Michel Debout
Jean-Claude Delgènes

Issues de la tradition ou de l'air du temps, mêlant souvent vrai et faux, les idées reçues sont dans toutes les têtes. Les auteur·e·s les prennent pour point de départ et apportent ici un éclairage distancié et approfondi sur ce que l'on sait ou croit savoir.

Le Cavalier Bleu
EDITIONS

Michel Debout

Professeur émérite de médecine légale et droit de la santé, Michel Debout est psychiatre. Il est membre de l'Observatoire national du suicide, et ancien membre du Conseil économique, social et environnemental.

Du même auteur

– *Vie à crédit. Prévenir le surendettement* (avec Chaynesse Khirouni), Fondation Jean Jaurès, Paris, 2016.
– *Le Traumatisme du chômage. Alerte sur la santé de 5 millions de personnes*, Éditions de l'Atelier, 2015.
– *Le Suicide, un tabou français* (avec Gérard Clavairoly), Éditions Pascal/La Mutualité française, 2012.
– *Traité de médecine légale et de droit de la santé* (avec Patrick Chariot), Vuibert, 2010.
– *Tout doit disparaître. Travail et souffrances psychologiques* (avec Fonteneau et Ricci-Mantovani), Éditions Narratives, 2009 (bande dessinée).
– *Les Sept Chantiers capitaux. Pour construire une alternative à gauche* (avec Gérard Clavairoly), L'Harmattan, 2008.
– *Science et Mythologie du mort* (avec Denis Cettour), Éditions Vuibert, 2006.
– *Violences au travail. Agressions, harcèlements, plans sociaux* (avec Christian Larose), Éditions de l'Atelier, 2003.

Jean-Claude Delgènes

Jean-Claude Delgènes est économiste, expert en organisation du travail et fondateur de Technologia, l'un des principaux cabinets de prévention des risques liés au travail.

Du même auteur

– *Idées reçues sur le burn-out* (avec Agnès Martineau-Arbes et Bernard Morat), Le Cavalier Bleu, 2017.
– *Document Unique bilan - 5 ans après* (avec Gérard Brégier et Thierry Giraud), Éditions Ergonomia, 2006.

sommaire

définition

Suicidé, suicidant, suicidaire

Les suicidés

Il s'agit de tous les cas de morts qui résultent d'un acte accompli par les victimes elles-mêmes en pleine connaissance de cause.

Ces morts sont parfois qualifiées de suicides réussis (pour les opposer à la catégorie des tentatives). C'est une expression à proscrire : associer l'idée de réussite à celle de la mort est choquant mais, surtout, parler de réussite c'est supposer que le suicidé n'a qu'un but, celui de disparaître. Or l'histoire de ces personnes, les écrits qu'elles laissent parfois avant leur dernier acte nous apprennent que, même dans les cas où le geste paraît le plus déterminé, il reste toujours une part d'ambivalence avec la mort et ce n'est pas seulement la mort qui est souhaitée, mais aussi la vie à recommencer.

L'intervalle entre la pensée du suicide et sa mise en œuvre – qualifié maintenant de crise suicidaire – peut être très court : on parle alors d'un passage à l'acte rapide, souvent violent, lié à une grande impulsivité ; il peut au contraire être plus long, parfois prémédité, avec un choix méticuleux des moyens, mais aussi de l'organisation des derniers moments, à travers les visites d'adieu, le solde des dettes, la rédaction d'un testament… que l'entourage aura du mal à interpréter sur le champ mais dont le sens apparaîtra après la mort. Toutefois cette période dépasse très rarement quelques semaines, pendant lesquelles le sujet peut vivre dans un état de rumination suicidaire, ou au contraire se sentir soulagé d'avoir pris sa décision.

Les suicidants

Il s'agit de ceux qui ont réalisé une tentative de suicide et qui survivent à leur acte. Se pose pour eux la question des conditions de leur survie, et du sens que prend ce passage à l'acte dans leur histoire personnelle. Tentative de mort ou appel à une autre vie ? Réaction à une difficulté passagère ou symptôme d'un mal-être plus profond, s'inscrivant parfois dans un état pathologique ? Le suicidant doit faire face à son acte et à l'interprétation qu'il peut lui donner. Il ne faut pas le laisser seul. L'intervention des proches, des soignants, est souvent décisive pour éviter que cet acte devienne le premier d'une répétition, exprimant le désespoir dans lequel la personne s'enferme peu à peu et qui, un jour, transforme ce suicidant en suicidé.

Les suicidaires

Ce sont ceux qui pensent au suicide sans passer à l'acte. Ils peuvent ressentir une certaine fascination pour la mort ou se trouver dans un rapport critique avec leur propre vie et les épreuves qu'ils traversent, dans un vécu douloureux de désarroi, parfois même de désespoir. Souvent les responsabilités familiales constituent un facteur protecteur du geste fatal.

introduction

Au XIXe siècle, lorsqu'Esquirol, sur le plan médical, et Durkheim, sur le plan social, se sont intéressés au suicide et à sa compréhension, ils n'envisagent que la mort, les moyens utilisés à l'époque étant particulièrement létaux.

Ce n'est qu'après la Seconde Guerre mondiale que l'on voit se développer un nouveau type de comportement lié à la diffusion des produits anxiolytiques et des somnifères prescrits avec largesse, particulièrement en France les tentatives de suicide, dont l'acronyme TS va très vite s'imposer dans le langage médical. De nombreux patients, qui sont tentés d'absorber des médicaments au-delà de la dose prescrite, prennent le risque de tomber dans un état comateux avec parfois une complication mortelle.

Les progrès de la réanimation facilitent la survie de ces personnes : si, il y a cinquante ans, la prise médicamenteuse excessive comportait un risque lourd de complication vitale, ce n'est plus aussi vrai depuis.

De la sorte, s'est inscrit dans le champ médical un type nouveau de patient ayant mis sa vie en danger et hospitalisé dans un état de sommeil profond, voire de coma.

Le sigle TS comporte souvent une connotation péjorative, à travers laquelle on disqualifie le sens du geste et surtout celui qui l'a réalisé : l'amateurisme, le manque de sérieux qu'on lui reproche (s'il avait voulu mourir, il s'y serait pris autrement) se traduit encore mieux à travers l'expression de « petite tentative de suicide ».

Heureusement, ce regard évolue et les équipes soignantes ont maintenant conscience que même à travers un geste apparemment futile peut s'exprimer un grand désarroi.

Le concept de suicide recouvre ainsi différentes réalités dont il importe de connaître les similitudes, mais aussi les différences. À ceux qui meurent et ceux qui tentent de se suicider, s'ajoutent ceux qui simplement (si l'on peut dire) pensent au suicide, sans réaliser l'acte ou sa tentative : c'est l'idéation suicidaire que l'on cherche à mieux comprendre depuis que psychiatres et psychologues prennent en charge les patients survivant à une tentative de suicide.

Par effet de proximité, certains auteurs considèrent que d'autres comportements humains, qualifiés à risque – parce que susceptibles d'exposer le sujet à la mort, sans que celle-ci soit délibérément (en tout cas au niveau conscient) recherchée –, peuvent être assimilables aux comportements suicidaires. À la limite, tout comportement excessif ou toute hygiène de vie défaillante peut être considéré comme l'expression d'une recherche de la mort ; et le concept de suicide risque d'envahir tout le champ de la vie et de ses éventuels excès. La réalité du suicide elle-même finirait par se dissoudre dans cette approche trop globale pour être éclairante.

C'est pourquoi il est utile de sortir de la confusion et de préciser, chaque fois que l'on évoque le suicide, de quelle catégorie l'on parle : suicidés, suicidants ou suicidaires.

Connaître pour prévenir

Aucune prévention du suicide ne peut faire l'économie de la connaissance précise de ces trois groupes et des liens qu'ils tissent entre eux.

En France et dans la plupart des pays où existent des statistiques sanitaires, on dispose de deux sources d'informations pour faire l'étude épidémiologique de ces conduites :

– Pour les suicidés, les données sociodémographiques recueillies de façon exhaustive sont contenues dans le certificat de décès : sexe, âge, statut matrimonial, profession (pas toujours indiquée), lieu d'habitation, nationalité, lieu de décès, et données médicales (cause initiale expliquant le décès et pathologies associées). Ces données constituent une description de la population qui se suicide, et permettent des comparaisons dans le temps et selon les territoires de l'incidence du suicide.

– Pour les tentatives de suicide, les échantillons sont partiels, contingents, menés le plus souvent par les équipes médicales hospitalières. Par contre, les données collectées sont généralement riches parce que recueillies auprès des patients et de leur entourage : descriptions détaillées de la situation personnelle et sociale, renseignements médicaux avec études rétrospectives des problèmes de santé.

– Pour les suicidaires, les études sont plus difficiles à mettre en œuvre, car s'il est possible de savoir si un suicidant a eu des idées suicidaires longtemps et fréquemment avant son acte, cela n'apprend rien de ceux qui ont de telles idées mais sans être jamais passés à l'acte et sans avoir été pris en charge. C'est donc auprès de la population générale qu'il faut chercher l'information et cela ne peut se faire qu'à travers une enquête auprès d'un échantillon représentatif des Français.

Une telle étude a été réalisée par la SOFRES à la demande de l'Union nationale de prévention du suicide, dès 2001, d'autres ont suivi, réalisées notamment par l'IFOP à la demande de la Fondation Jean-Jaurès (2016 et 2018). Elles ont apporté des informations précises et importantes sur les Français et l'idéation suicidaire ; ainsi, 20 % des Français déclarent avoir pensé sérieusement à se suicider !

L'ensemble de ces recherches permet d'apprécier l'importance quantitative du fait suicidaire dans notre pays. Même si ces chiffres ont connu des variations au cours des trente dernières années, ils restent cependant dans une relative stabilité depuis dix ans, et l'on peut ainsi quantifier pour chaque année :

– 10 à 11 000 le nombre de morts par suicide.

– 120 000 Français réalisant une ou plusieurs tentatives de suicide (ce qui correspond à plus de 160 000 hospitalisations par an pour passage à l'acte suicidaire puisque la répétition du geste est fréquente).

– 3,5 millions de Français (13 % de la population âgée de plus de dix-huit ans) qui déclarent avoir pensé sérieusement à se suicider.

On observe donc une différence considérable entre ces trois résultats. Il existe ainsi un gradient entre des millions de personnes qui pensent à se suicider, les 120 000 qui passent à l'acte et les 11 000 qui en meurent.

Une lecture linéaire permet d'imaginer que prévenir le suicide, c'est repérer les raisons qui font passer certaines personnes de la catégorie de suicidaire à celle de suicidant, puis de suicidant à la catégorie de suicidé. Mais l'épidémiologie et l'observation médicale des patients nous apprennent qu'une telle approche est trompeuse car l'étude plus approfondie de ces groupes, celui des suicidés et celui des suicidants (pour lesquels les informations sont plus nombreuses), montre qu'il s'agit de populations très dissemblables en termes d'âge, de sexe, d'antécédents pathologiques et de modes retenus pour le passage à l'acte suicidaire.

La connaissance épidémiologique de chacun de ces groupes est donc déterminante pour développer la prévention à partir d'une étude fiable et détaillée des populations concernées.

C'est ainsi que s'est construit, au fil du temps, notre savoir actuel sur le suicide que nous développons dans cet ouvrage, parce qu'une meilleure connaissance permet aussi une meilleure prévention.

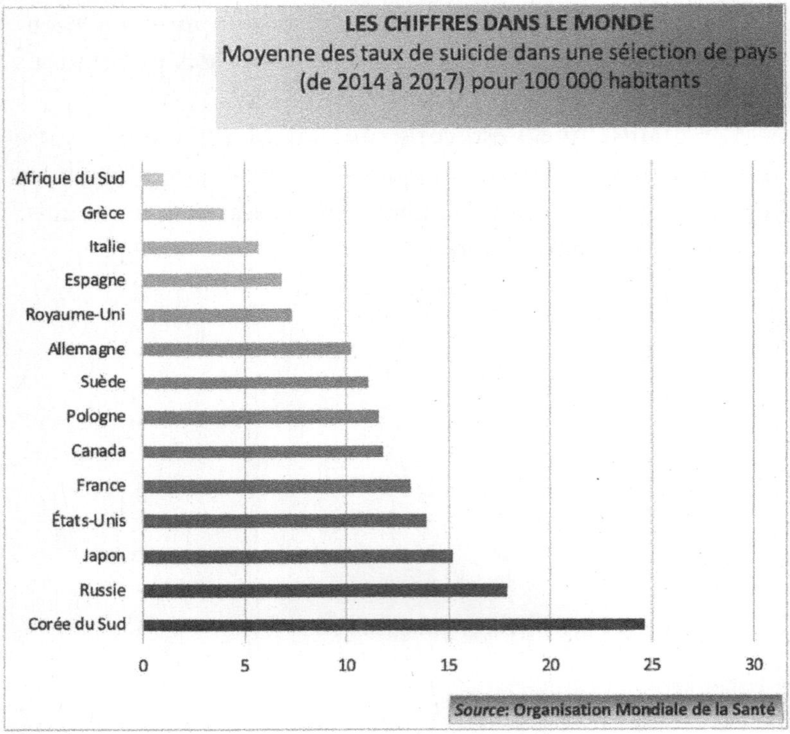
LES CHIFFRES DANS LE MONDE
Moyenne des taux de suicide dans une sélection de pays
(de 2014 à 2017) pour 100 000 habitants
Afrique du Sud
Grèce
Italie
Espagne
Royaume-Uni
Allemagne
Suède
Pologne
Canada
France
États-Unis
Japon
Russie
Corée du Sud
0
5
10
15
20
25
30
Source: Organisation Mondiale de la Santé

LA CONNAISSANCE DU SUICIDE

« Le suicide est héréditaire. »

Un suicide on ne sait pas ce que c'est,
alors on préfère penser que c'est génétique, un peu comme la laideur.

Louis Scutenaire

L'idée que le suicide soit une fatalité et que toute prévention serait illusoire est encore trop répandue, s'appuyant parfois sur les réflexions de certains spécialistes, ou supposés tels.

Cette approche rejoint la pensée moyenâgeuse qui faisait du suicide la marque du diable, une véritable malédiction ; il ne fallait pas vivre dans « la maison du pendu », on trouve aujourd'hui une trace de cette fatalité du suicide dans la conviction de son caractère héréditaire.

Ainsi, une étude américaine récente, publiée par la revue *The Lancet* en février 2019, affirme qu'une des explications possibles du suicide serait d'ordre génétique. En fait, c'est une interrogation ancienne ; on a observé depuis longtemps que certaines familles y sont plus confrontées que d'autres, ce qui laisse à penser que le risque suicidaire serait d'ordre génétique et se transmettrait, par cette voie, d'une génération à une autre.

Observer qu'il y a des familles avec des risques suicidaires importants ne signifie pas pour autant qu'ils sont d'origine génétique. Il existe une autre piste explicative : un acte suicidaire initial va être déclencheur d'un traumatisme familial, qui provoquera une fragilisation psychique et affective, chez les descendants. Ce premier mort a parfois été longtemps caché dans les secrets de famille (ce qui lui donnait – dans sa filiation – une place spécifique, parfois obsédante) pour éviter l'opprobre social associé pendant des siècles à la mort par suicide. Ce drame inaugural agit alors comme un « leveur d'interdit » : s'il ou elle a pu le faire alors pourquoi pas moi ?

Il est très fréquent que des parents confrontés au suicide d'un de leurs enfants viennent à craindre que son frère ou sa sœur puisse à son tour être en proie à des pensées suicidaires, voire à un passage à l'acte. Ils vont souvent rechercher dans leurs filiations respectives un aïeul mort lui-même par suicide, ce qui pourra devenir source de conflits entre eux. C'est pourquoi les psychologues doivent toujours aborder avec eux la question de l'hérédité suicidaire qui est très souvent présente dans leur processus de deuil et qui taraude leurs pensées.

Cette observation ne signifie pas pour autant qu'il existerait une fatalité au suicide dans telle ou telle famille, un grand nombre de suicidés n'ont d'ailleurs aucun antécédent familial correspondant.

Un terrain dépressif familial

On connaît aujourd'hui des facteurs héréditaires pouvant mener au suicide, comme la dépression, l'anxiété, certains comportements autodestructeurs.

Tous les êtres humains vivent en relation avec d'autres humains, dans un environnement spécifique. Grâce à l'épigénétique, discipline nouvelle dans le vaste champ de la biologie, nous savons aujourd'hui que l'expression physique et psychologique du gène (que l'on croyait jusqu'alors unique, immuable et intrinsèquement liée à sa seule constitution moléculaire) peut être diversifiée en fonction des individus ; cette expression varie avec les conditions environnementales dans lesquelles l'embryon, puis le fœtus se sont développés au cours de la gestation. Ces conditions environnementales sont constituées par d'éventuels facteurs polluants mais aussi par les comportements (alimentation, addiction, stress…) que l'on peut retrouver chez les géniteurs. Cela complexifie encore la compréhension de l'hérédité des différentes pathologies suicidogènes.

Mais le grand défi est moins de comprendre la transmission des facteurs de risques suicidaires, dont on connaît les éléments aggravants, que de mieux connaître les gènes qui pourraient avoir un effet facilitateur ou révélateur de l'impulsivité et du passage à l'acte lui-même. Pourquoi lorsque l'on considère deux personnes avec les mêmes facteurs de risques et de protections du suicide l'une va passer à l'acte et l'autre pas ? Peut-être est-ce au niveau de la facilitation du passage à l'acte que les futures recherches vont montrer que les gènes ont une influence décisive.

Le suicide est l'un des révélateurs de la complexité de l'être humain, à travers sa psychologie, sa sociologie, son éducation. La prévention du suicide se situera toujours au niveau de la personne elle-même, de son histoire, de ses amours ou de ses échecs, et ne se limitera pas à la seule génétique.

« Les adolescents pensent beaucoup au suicide. »

Maladie terrible qui se saisit surtout des âmes jeunes, ardentes et toutes neuves à la vie. Ce mal, c'est la haine de la vie et l'amour de la mort ; c'est l'obstiné suicide.

Alfred de Vigny

Les tentatives de suicide chez les adolescents sont si nombreuses que l'on pourrait presque affirmer que la tentative de suicide est devenue la marque de la crise de l'adolescence.

Mais le passage à l'acte suicidaire de l'adolescent correspond-il au début de la crise… ou à sa fin ?

Tentative de suicide ou sortie de crise

Un détour par l'étude des sociétés traditionnelles (Océanie, Afrique) est nécessaire car ces populations ignorent la crise d'adolescence.

Les ethnologues expliquent que cette absence est liée à l'organisation de cérémonies rituelles qui permettent au jeune de trouver sa place nouvelle d'adulte dans le groupe et son nouveau rôle dans la communauté : ces rites ont pour fonction de séparer l'enfant de son passé (comme s'il était mort), puis de le faire renaître à l'existence en tant qu'adulte. Les craintes et les angoisses qui se manifestent à l'adolescence, l'éventuel débordement des émotions est ainsi contenu et organisé par la scène rituelle et évite le passage par la crise.

Dans les différentes scènes décrites dans la littérature, on retrouve les mêmes éléments dominants : séparation du novice d'avec le groupe familial, la forêt comme lieu de réalisation du rite rempli de bruits menaçants surtout à la nuit tombée. Le sommeil a une place importante dans le déroulement rituel, provoqué soit par l'administration de substances soporifiques, d'alcool, ou par la seule fatigue. Puis le réapprentissage des gestes simples (marcher, manger...).

Comment ne pas faire le parallèle avec la prise en charge des tentatives de suicide par prises de médicaments tranquillisants, qui est de loin le mode de tentative de suicide le plus fréquent chez l'adolescent : après l'absorption du produit il va se retrouver endormi puis transféré loin des siens, à l'hôpital, lieu de cris et de souffrances ; après son réveil, il se lèvera titubant de son lit pour réapprendre certains gestes. Les parents assistent au réveil et comprennent rarement le passage à l'acte de leur enfant avec des mots qui reviennent souvent : « il a tellement changé, on ne le reconnaît plus ».

C'est d'abord aux parents et plus largement à l'entourage que s'adresse l'acte suicidaire : l'adolescent cherche à faire reconnaître ce qui change en lui. Par son geste, il tente de marquer qu'il est devenu différent, qu'il est passé de l'enfance à l'âge adulte. Il en attend la reconnaissance par les autres. Grâce à cette « auto-ritualisation » de son passage vers l'âge adulte, il met un terme à la phase difficile qu'il traverse et évite une crise plus profonde. En ce sens, la tentative de suicide exprime une fin de crise que l'adolescent aura lui-même mis en acte.

Lorsque la crise s'installe

Encore faut-il que le message soit entendu, car si le geste peut ne pas avoir de suite grave pour l'adolescent, il en va parfois autrement, cela dépend principalement de l'attitude des soignants, de l'entourage et des parents. L'adolescent veut s'évader dans sa différence en devenant étranger à tout ce qu'on savait de lui auparavant. Cette « opacité » est fondatrice de son altérité et révèle son identité personnelle. L'acte suicidaire, qui peut venir clore la crise de l'adolescence, est souvent le premier moyen de la manifester. Rien n'est plus terrible pour un adolescent que le fréquent « ça ne m'étonne pas de toi » qui le pétrifie dans la galerie des immuables portraits de l'album de famille. Ce besoin de se soustraire à l'emprise des adultes explique que l'adolescent se construise un monde imaginaire dans lequel personne ne pénètre mais dont il peut laisser la trace dans un cahier intime souvent mal rangé, ou aujourd'hui sur son ordinateur. Il peut partager cet univers aux confins du réel et de l'imaginaire. Ainsi se construit à deux ou à quelques-uns, un espace de vie, coupé du quotidien connu des parents, des enseignants, des camarades. Dans cette construction, ils renforcent leur idéalisation du monde à venir, leur soif d'absolu et s'encouragent mutuellement à penser que la vie qu'on leur prépare les séparera de tous leurs héros vivants ou déjà disparus qu'il leur faut alors rejoindre. Cette construction fantasmatique peut aboutir, par un étayage réciproque, à un geste suicidaire partagé. Rien dans leur comportement ne permettait aux adultes d'entrevoir une telle issue pour ces adolescents.

Cette mort virtuelle fascine et fait peur, l'adolescent cherche à la maîtriser en « jouant » avec elle mais ce jeu qui frôle les limites de la vie peut parfois, de façon accidentelle (?), entraîner le décès. Ces jeux ont leur propre mode, on connaît celui du foulard aujourd'hui.

Les pratiques numériques jouent aujourd'hui un rôle prépondérant dans la vie de la plupart des adolescents. Elles sont généralement ludiques : jeux, musique, vidéos, navigation sur Internet, communication sur les réseaux sociaux. Les jeunes sont hyperconnectés et en lien avec des pairs réels et virtuels. Mais ils sont en grande majorité conscients de la différence entre la réalité et le monde virtuel.

Toutefois, ces pratiques ont parfois pour effet de réduire la durée du sommeil, de diminuer l'activité physique et de surexposer aux messages des médias, ce trio de facteurs peut fragiliser l'adolescent en favorisant des réactions anxio-dépressives et ainsi faire le lit des idées suicidaires.

Il faut souligner que le risque de « contagion » des comportements suicidaires peut, chez les jeunes, être amplifié par le biais des réseaux sociaux. Le rôle de ces outils est alors d'autant plus fort que les amis et les camarades ont une grande influence pendant l'adolescence. Les jeunes semblent ainsi particulièrement sensibles à l'effet d'imitation appelé « l'effet Werther », notamment lorsqu'ils sont confrontés au suicide d'un pair (camarade de classe par exemple) ou d'un frère ou d'une sœur.

L'effet de contagion peut être assez durable, les conséquences d'un décès par suicide dans l'entourage pouvant alors influencer les idées suicidaires et les tentatives de suicide jusqu'à deux ans après l'événement.

D'autres travaux insistent au contraire sur la pertinence des réseaux sociaux pour diffuser des messages de prévention du suicide et mettre en relation les jeunes avec des associations pour tisser des liens positifs avec d'autres jeunes ou des adultes accueillants.

Ruptures, pertes et violences associées au risque suicidaire

D'autres événements confrontent à la perte, à l'échec, et peuvent se manifester par la peur de l'abandon (par l'autre).

Derrière cette crainte, se cache la représentation de la non-acceptation par l'un des parents : chacun a besoin de se sentir accepté par son père ou sa mère, acceptation qui fonde les ressources à vivre, et marque l'identité future. Ce phénomène explique pourquoi certaines ruptures – il en est de très fréquentes à cet âge – peuvent venir cristalliser toutes les interrogations, toutes les angoisses et activer le manque d'estime de soi.

L'adolescent peut vivre des situations traumatiques qui ont un effet très destructeur si elles provoquent un sentiment d'humiliation chez la victime. C'est le cas des brimades, des rackets ou bizutages qui vont soumettre l'adolescent au pouvoir de son « bourreau » et transformer sa vie en une soumission à l'autre ou à quelques autres (une bande), dont il ne peut échapper que par la révolte ou la disparition. Beaucoup de ces jeunes hésitent à parler, à se plaindre et s'enferment progressivement dans un malheur qui finit par les submerger. Il est important que ces phénomènes soient connus, des jeunes eux-mêmes, des éducateurs, des parents et qu'ils soient décelés avant de faire des dégâts parfois irréparables.

L'humiliation est liée aussi au caractère sexuel de l'agression, avec comme auteurs, rarement d'autres jeunes, mais des adultes, parfois un parent et ce, dès un âge précoce. La fréquence et la gravité des abus sexuels sur les enfants est maintenant connue, ainsi que leurs conséquences souvent dramatiques sur les victimes. Lorsqu'elles sont confrontées aux agissements de leur père ou d'une personne de leur entourage en qui elles doivent avoir confiance, l'amour qu'elles éprouvent pour cet adulte transforme l'agression que ces victimes subissent en un tourbillon d'émotions contradictoires, qui rendent leur parole difficile. Parler est une telle épreuve qu'elles ne parleront que plus tard. Mais cette parole parfois si douloureuse à exprimer doit être entendue. Sinon c'est beaucoup plus tard (parfois trop tard) qu'elle s'exprimera souvent dramatiquement.

Il en est de même lorsque l'adolescente est face à l'épreuve d'une grossesse non désirée. Il faut impérativement l'accompagner, et surtout ne pas considérer que ses problèmes sont réglés dès lors que la grossesse s'est arrêtée par une IVG, quand bien même cette solution lui évite d'autres traumatismes aux conséquences parfois plus dévastatrices.

L'adolescent qui se découvre homosexuel ou transgenre peut vivre une épreuve qui, si elle est l'objet d'un rejet par les parents ou certains camarades, peut le culpabiliser ; il vivra avec honte ce qu'il ressent, au point d'être tenté par le suicide. Il est très important qu'un réseau de solidarité (médical et social) vienne alors le soutenir. Les associations LGBTQI+ sont d'ailleurs très actives pour accompagner ces adolescents.

Il reste enfin à situer à ce moment de la vie la place de la pathologie, principalement psychiatrique, qui se révèle parfois à travers le passage à l'acte suicidaire ; c'est à l'adolescence que s'expriment les troubles de la personnalité comme un état psychotique ou une schizophrénie. D'autres troubles peuvent aussi être observés, comme la psychopathie, avec conduite antisociale, impulsivité, agressivité et instabilité affective et socioprofessionnelle. La biographie de ces adolescents est émaillée dès l'enfance par des troubles du comportement ; on peut même retrouver une perturbation marquée et persistante de l'identité. Chez ces jeunes, le passage à l'acte suicidaire vient ponctuer une série d'actes hétéro-agressifs comme des bagarres, des agressions, ou des prises de risque par expositions volontaires à des situations dangereuses parfois répétées et désordonnées.

L'adolescent peut aussi présenter une authentique dépression. Son diagnostic est parfois difficile car elle se traduit par des signes souvent banals à cet âge comme l'irritabilité, les difficultés scolaires, le manque d'assurance, la quête affective et, en même temps, la tentation de l'isolement. Des manifestations diverses comme des douleurs abdominales ou céphalées peuvent s'y associer. La dépression apparaît comme le facteur le plus fortement lié au risque de pensées suicidaires et de tentatives de suicide ; les filles demeurent plus exposées à ce risque de passage à l'acte suicidaire que les garçons qui manifestent souvent leur mal-être de façon plus bruyante à travers des agressions ou d'autres prises de risque que certains auteurs ont qualifiées d'« équivalents suicidaires ».

Les jeunes vivant en famille monoparentale sont plus exposés à des situations de vulnérabilité psychosociale ; les faibles revenus du ménage, la précarité fréquente du travail de la mère, un climat de violences conjugales à l'origine du départ du père, sont autant de facteurs fragilisant le développement psychique harmonieux des adolescents.

Il faut savoir repérer ces états pathologiques qui exposent au risque suicidaire : c'est aux adultes parfois aux camarades qu'il revient de le faire, à condition que le jeune se sente en confiance. La création de lieux spécifiques tels que les Maisons des ados a largement facilité l'expression du mal-être de la jeunesse. Elle a, à n'en pas douter, contribué à la baisse importante du nombre de morts par suicide à cet âge.

Selon l'Observatoire national du suicide, en février 2018, « Un adolescent fait une tentative de suicide toutes les 10 minutes dans notre pays. Le suicide est même la deuxième cause de mortalité chez les moins de 24 ans et ce sont les filles qui sont les plus touchées. Malgré une baisse de 26 % du taux de suicide entre 2003 et 2014, la France présente un taux de suicide parmi les plus élevés en Europe. Derrière les drames personnels et familiaux, c'est un véritable enjeu de société car le nombre de gestes suicidaires (10 000 par an et environ 200 000 tentatives) est trois fois supérieur à celui des accidents de la circulation ».

La prise en compte de la souffrance de ces adolescents, leur accueil bienveillant dans les hôpitaux, l'action déterminée des associations et des familles concernées, ont changé le regard de la société sur les adolescents suicidaires.

Pour se sentir en confiance, la jeunesse doit se sentir accueillie par le monde des adultes : ainsi le problème prend une dimension sociale et politique. Quelle place la société donne-t-elle aujourd'hui à celles et ceux qui représentent son avenir ?

« Le suicide est un choix personnel à respecter. »

Il n'y a qu'un problème philosophique vraiment sérieux : c'est le suicide. Juger que la vie vaut ou ne vaut pas la peine d'être vécue, c'est répondre à la question fondamentale de la philosophie.

Albert Camus

En ce début de XXIe siècle, la question de la liberté face à sa propre mort surgit dans le débat public en France, et plus largement dans les pays voisins, membres de l'Union européenne comme les Pays-Bas et la Belgique.

Depuis quelques années, la pratique du « suicide médicalement assisté » se développe aux États-Unis, aux Pays-Bas, en Suisse, à Taïwan. Elle peut concerner des patients atteints de troubles particulièrement graves pour lesquels des traitements appropriés sont sans grand effet, ou délivrer la personne de son « désir de mort » en dehors de toute pathologie incurable.

L'assistance médicale au suicide suppose qu'il y ait chez chaque individu – et en dehors de toute réalité pathologique mortelle à brève échéance – la possibilité d'un choix de la mort comme alternative à la vie, et qu'il reviendrait au médecin de faciliter l'expression mortelle de ce choix.

La clinique suicidologique apprend que c'est, au contraire, dans l'ambivalence entre vie et mort, dans la confusion des désirs et des représentations de la vie après la mort, que se situent le plus grand nombre de gestes suicidaires.

Ainsi beaucoup de suicidants survivent – et parfois dans de bonnes conditions personnelles et psychologiques – à leur geste, et reprennent le chemin de la vie.

Face à cette ambivalence, le rôle du médecin, qui fait professionnellement le pari de la vie, est de permettre au suicidant de développer la face du choix qui n'est pas mortifère.

C'est pourquoi le suicide ne peut et ne doit être que médicalement… évité.

Liberté ou enfermement

Mais l'homme serait-il libre s'il ne disposait pas de la liberté de quitter sa propre vie ? C'est en ces termes que les philosophes ont de tout temps posé la question du suicide.

Ainsi Émile Cioran dans les années 1950 a-t-il pu écrire : « sans l'idée que je suis libre de me tuer je serais mort depuis longtemps ». Il ne s'agit pas seulement d'échapper à une existence qui ne conviendrait plus, comme le recommandaient les philosophes cyniques et les épicuriens, mais plus profondément de postuler que chaque être humain est maître de son destin, et qu'il peut décider à chaque instant de poursuivre – ou non – sa vie.

De façon inconsciente mais inscrite au plus profond de la pensée humaine, l'idée de pouvoir à tout moment se suicider permettrait paradoxalement de mieux supporter les douleurs de la vie ; et si elle n'entraîne pas dans la mort, elle rendrait alors l'homme plus fort pour survivre. C'est cette dynamique-là qui est à l'œuvre, sur le plan psychique, dans la résilience dont les travaux de Boris Cyrulnik ont montré toute l'importance.

Alors pourquoi empêcher ou prévenir un acte emblématique de la liberté humaine, qui renforcerait même les capacités de la personne à réagir face aux aléas de l'existence ? Bien plus, certains de ceux qui essaient de se suicider veulent donner un sens à leur propre disparition.

Être pour la prévention ne suppose pas que l'on soit contre le suicide. Il faut reconnaître la liberté pour tous de ce geste définitif, sauf au prix d'en revenir à l'interdit religieux, aux siècles d'ordre moral qui ont stigmatisé les suicidés et leurs familles, et transformé la mort de soi en crime des crimes, en blasphème absolu contre Dieu.

Il faut constater dans le même temps, que la liberté évoquée pour justifier le suicide ôte définitivement à celui qui en meurt toutes les autres libertés, c'est un choix qui empêche tous les autres choix.

Cette liberté évoquée est en fait le plus souvent une réponse définitive à la solitude réelle ou vécue, à un sentiment d'inutilité insupportable, la dernière échappatoire à la douleur de vivre, mais pas à la vie en tant que telle.

La liberté dans la vie ne vaut-elle pas autant que la liberté par la mort ?

La mort est-elle thérapeutique ?

Il faut définitivement tordre le cou à l'expression « mourir dans la dignité ». Nul ne sait ce qu'est mourir, qu'est-ce donc de mourir dignement ? La seule approche acceptable serait de parler de mourir dans des conditions dignes. Il s'agit de l'environnement de la mort, non de la mort elle-même ; il faut même privilégier la vie jusqu'au bout dans des conditions dignes ; et donc englober le dernier moment de la vie dans la continuité de l'existence.

La société se doit d'abord de considérer « le droit de vivre dans la dignité » avant de se poser la question du droit de mourir. Le médecin est là pour contribuer à ce que la mort se passe dans des conditions humainement acceptables, mais pas pour la donner.

Le suicide médicalement assisté tourne donc le dos à la prévention du suicide, et transforme un acte qui a pour cause la solitude et la détresse, en un acte thérapeutique.

De même, il convient de refuser la toute-puissance du médecin qui, du fait de sa propre idéologie, s'arrogerait le droit d'abréger la vie de certains de ses patients (certaines affaires récentes en témoignent régulièrement).

En exprimant le droit de maîtriser sa vie jusqu'au bout, le suicide peut aussi être celui d'une personne qui a passé sa vie à contrôler son existence et qui entend exercer ce pouvoir jusqu'à la fin. C'est en cela que l'on peut évoquer une forme de suicide philosophique qui, de façon libre et consciente, permettrait à chaque être humain de finir sa vie avant que cette période de déchéance n'atteigne son image, pour lui-même et pour les autres.

Ces situations se retrouvent le plus fréquemment chez les personnes âgées dont la maladie va progressivement dégrader les capacités physiques, physiologiques et parfois même cognitives, créant une situation souvent vécue comme une forme de déchéance que la personne se refuse à vivre.

Liberté ou dépression masquée ?

Mais est-on sûr que le choix de la mort volontaire exprimé par la personne âgée est l'expression de sa propre liberté ?

Une étude américaine a montré que chez des personnes de plus de 80 ans, seules 5 % avaient des idées suicidaires, alors que lorsqu'elles sont atteintes de dépression, ce chiffre monte à 55 %. C'est bien l'état dépressif qui détermine alors le choix de la mort et non l'expression d'une position philosophique.

Le diagnostic de dépression chez la personne âgée reste difficile, même pour les médecins expérimentés : d'une part une certaine pudeur interdit à l'intéressé d'exprimer son ressenti mais lorsqu'il l'exprime, il risque d'être interprété comme un propos banal à cet âge. Il ne faut jamais hésiter dans ces cas à aborder de façon explicite la question du rapport de la personne âgée avec sa propre mort, avec son propre suicide et du scénario qu'elle pourrait construire pour le passage à l'acte.

La vigilance de l'entourage des personnes âgées constitue la meilleure prévention. À cet âge aussi la prévention du suicide ne peut se limiter à la disponibilité des aidants ; il revient aussi aux professionnels d'aller à la rencontre et de maintenir un lien (le téléphone, les mails et la téléconférence trouvent là leur utilité) direct et programmé. Le maintien de ce contact régulier, ce signe donné par la collectivité à travers l'intervention des acteurs médico-sociaux, est la marque de l'intérêt que la société elle-même porte à la vie de la personne âgée.

La loi Clayes-Leonetti fixe aujourd'hui les possibilités données au médecin et à l'équipe soignante, d'intervenir selon la volonté du patient pour lui éviter une fin de vie particulièrement dégradante et douloureuse, physiquement, psychologiquement et relationnellement.

Le Parlement doit décider prochainement de faire évoluer cette loi. Souhaitons qu'elle n'instaure ni l'euthanasie, ni le suicide médicalement assisté, mais qu'elle permette à l'apogée de cette période de fin de vie, et sous certaines conditions (volonté du patient, maladie incurable...) de recourir à l'usage de toute médication, même directement létale, si elle est le seul moyen pour empêcher des souffrances intolérables ; un tel geste, même si la mort survient, se situera bien dans la continuité des soins, dans une prise en charge médicale ultime.

Pour médicaliser la fin de vie : les grands principes de la loi Clayes-Leonetti

La loi Leonetti du 22 avril 2005, qui a été modifiée en partie le 2 février 2016 par la loi Clayes-Leonetti, en raison de l'affaire Vincent Lambert :

– Prévoit le droit d'avoir une fin de vie digne et accompagnée du meilleur apaisement possible de la souffrance (article 1).

– Interdit l'obstination thérapeutique déraisonnable, qui consisterait à mettre en œuvre de façon inutile et disproportionnée des actes de prévention, d'investigation ou de soins, ayant pour seul but de maintenir le patient artificiellement en vie. La volonté du patient doit être prise en compte. À défaut de pouvoir obtenir sa volonté ou de directives anticipées de sa part, la décision de cesser l'administration d'un traitement doit être effectuée selon une procédure collégiale et ne peut être prise qu'après consultation de la « personne de confiance ».

Le Conseil d'État a retenu que la nutrition et l'hydratation artificielles constituaient des traitements qui pouvaient être arrêtés (article 2).

– Autorise la sédation profonde et continue jusqu'au décès, associée à un arrêt des traitements ne permettant que le maintien artificiel en vie, afin d'éviter toute souffrance (article 3).

– Prévoit le droit de refuser ou de ne pas recevoir un traitement. Le médecin a l'obligation de respecter la volonté du patient après l'avoir informé des conséquences de ses choix et de leur gravité (article 5).

– Prévoit le droit de rédiger des directives anticipées pour le cas où la personne serait un jour hors d'état d'exprimer sa volonté. Elles sont révisables et révocables à tout moment et par tout moyen (article 8). Le médecin a l'obligation de respecter les volontés du patient (article 10).

– Prévoit le droit de désigner une personne de confiance (un parent, un proche ou le médecin traitant). Elle rend compte de la volonté de la personne, son témoignage prévaut sur tout autre témoignage (article 9).

« Il ne faut pas culpabiliser l'entourage. »

Il faudrait comprendre que les choses sont sans espoir
et être pourtant décidé à les changer.

Francis Scott Fitzgerald

Le suicide ne permet pas aux proches de se préparer à la mort parce que son irruption, souvent imprévue, a comme contracté le temps et qu'il faut passer sans transition « de la pleine vie au cadavre ».

Cette effraction psychique va provoquer un choc, une sidération, puis une réaction d'incrédulité tant il est difficile d'accepter l'idée même que le proche puisse être décédé. La réponse à ce refus de l'inacceptable sera la confrontation au corps mort, seule façon d'accepter la réalité. Les services hospitaliers de médecine légale doivent comprendre ce besoin irrépressible des familles de se recueillir au plus vite auprès du défunt. Et tout faire pour leur faciliter cette démarche, y compris lorsque le corps a été mutilé par la violence du mode opératoire.

Une mort sans témoin

Le suicide précipite les proches dans une grande souffrance, marquée par un questionnement récurrent et des représentations parfois effrayantes du moment du décès… Aucun témoignage ne peut restituer les circonstances, l'état dans lequel se trouvait le suicidé au moment de son acte.

Cette situation suscite dans l'entourage une multitude d'interrogations : à quelle heure s'est-il donné la mort, dans quel état se trouvait-il au moment ultime ?

Seul le médecin légiste peut venir pour partie – par l'observation et la compréhension des causes de la mort – fournir des éléments tangibles, au plus près de la réalité, et apaiser la tension de l'incertitude.

Il faudra du temps, parfois même des années, pour arriver à dépasser ce questionnement sans issue, avec des fluctuations, des périodes de soulagement alternant avec des moments de détresse, de confusion... Et avec des représentations de la mort qui elles-mêmes se modifient dans le temps : quel sens donner à son suicide ?

On évoquera la personnalité du défunt, les souvenirs, des plus récents aux plus lointains, les maladies... Et l'on cherchera les événements traumatiques de sa vie (séparation, deuil, échec...), pour tenter de comprendre. Toute sa vie reviendra comme en boucle, pour saisir ce qui permettra d'accepter l'inacceptable. Chaque proche cheminera à son pas, à sa façon. Et dans cet état de questionnement incessant, qui laisse sans répit, les réponses entrevues pour tenter de se libérer vont venir se contredire voire s'opposer avec les réponses qui seront retenues par d'autres : après un suicide, des familles entières vont parfois se déchirer.

Tout suicide provoque une onde de choc. Seul diffère son périmètre : de quelques individus à un pays tout entier. Ainsi, le suicide déconstruit bien au-delà de celui qui meurt. Ses effets constituent une atteinte majeure du corps social.

L'impossible deuil ?

Est-ce que les proches vont rester figés dans ces questions sans réponses, ou dépasser le temps qui a précédé la mort et accepter à nouveau que la vie continue ? C'est ce parcours-là que l'on nomme communément « faire son deuil ».

Quand les proches s'interrogent sur ce qui s'est vraiment passé au moment de l'acte (a-t-il souffert ? a-t-il cherché à renoncer au dernier moment ? était-il angoissé, terrorisé ? était-il serein ou désemparé ?), ils posent les mêmes questions que provoque toute disparition.

Nous ne saurons jamais exactement ce que ressent l'autre au moment du trépas, quelle qu'en soit la cause, violente ou naturelle. Seul diffère le temps qui précède la fin, que l'on s'efforce de rendre serein par les soins palliatifs dans un lit d'hôpital, ou qui peuvent être marqués par l'effroi sous les coups d'un tueur : l'inconnue du mourir reste entière dans tous les cas.

De même, lorsqu'on réunit le plus grand nombre d'informations significatives sur ce que l'on connaît aujourd'hui du risque suicidaire, des événements de vie participant au passage à l'acte, l'entourage butte toujours, à la fin, sur l'éternelle et lancinante interrogation sans réponse : pourquoi a-t-il fait ça ? Il faut accepter cette nécessaire énigme. S'il en allait autrement, cela voudrait dire que chacun peut se mettre à la place de l'autre dans le tréfonds de sa pensée, de ses émotions, de ses désirs ou de ses renoncements. Le mystère ne réside pas dans son suicide, mais dans ce qui le constitue différent ; cette altérité fonde l'humanité, chaque individu est unique.

Admettre l'énigme du suicide d'un proche, c'est accepter que malgré l'amour qu'on lui portait, une part de lui-même restera toujours inconnue et irrémédiablement inaccessible. Cette acceptation lui rend pleinement son humaine singularité, bien plus que la quête incessante de la cause de son geste.

Cela n'exclut en rien que le suicide soit aussi un fait social dont on peut analyser les facteurs de risque pour bâtir la prévention. Mais, vouloir « combattre le suicide » est une impasse proche de la stigmatisation. Seule la prévention respecte la personne et son humanité.

Les répercussions sur la famille

La culpabilité est particulièrement présente après une mort par suicide. On a même pu évoquer une « lancinante culpabilité », et il convient d'aider les proches pour qu'ils arrivent à s'en libérer, sans pour autant avoir le sentiment d'oublier le disparu. Ne plus être envahi par le souvenir de son geste ne veut pas dire qu'on l'abandonne une deuxième fois, mais qu'au contraire on garde en soi, le souvenir de lui vivant. La culpabilité se rencontre à l'occasion de chaque deuil : chacun peut faire l'expérience après le décès d'un ami, d'un parent, des reproches qu'on s'adresse à soi-même de ne pas avoir été assez présent, de ne pas lui avoir dit qu'on l'aimait… cette culpabilité est en fait la marque de l'attachement qui relie les vivants à ceux qui sont morts.

En cas de suicide, elle sera amplifiée par la question qui se posera à tous les proches : aurais-je pu contribuer à éviter cela ? Autre façon de rester en permanence à ce qui a précédé le geste et non de préparer ce qui va suivre : la réalisation nécessaire du deuil.

Comme le suicide ne peut s'accomplir que dans la solitude, la chaîne qui relie les morts aux vivants s'en trouve rompue : s'installe à la place un vide, qui est la négation même de la notion de transmission humaine. C'est la raison pour laquelle les familles n'auront de cesse de rechercher si le suicidé a laissé un dernier message : dans un tiers des cas, un message écrit est retrouvé. Il permet de lever le doute sur la réalité du suicide et peut même en éclairer les raisons.

Il s'agit parfois de messages très courts, adressés à tous, marquant le désarroi de l'auteur et souvent sa culpabilité, un au revoir tragique à travers lequel il dit aux siens que, par-delà son geste, il continue à les aimer et qu'ils ne sont pour rien dans son désespoir.

À l'inverse, le message peut être laissé à quelqu'un en particulier, sur ce même registre de l'amour et du pardon mais aussi sur le mode du reproche, voire de l'accusation. Ces messages de quelques mots le plus souvent, parfois de quelques pages, peuvent prendre la forme d'un testament philosophique où le suicidé, au cours des lignes, justifie son acte au regard des valeurs qui ont porté sa vie.

Ce peut être aussi un texte confus, hésitant, dont l'écriture se modifie au cours des mots pour devenir illisible : le passage à l'acte peut intervenir en cours même de la rédaction, laissant le message « inachevé ». C'est souvent le cas de personnalités schizophrènes qui signifient leurs difficultés à comprendre le monde et le sens de leur propre vie.

À ce message écrit, certains préfèrent l'appel téléphonique à un ami, une relation, qui souvent sur le moment n'en comprendront pas la raison. Ce n'est qu'après l'annonce du décès qu'ils en saisiront le sens.

Dans certaines circonstances, le suicidé cherche à maintenir le doute non seulement sur le sens de son geste, mais sur la nature du geste lui-même. C'est le cas de ceux qui meurent dans un pseudo-accident de voiture ou au cours d'une manipulation hasardeuse de leur arme. Ils souhaitent laisser ouverte l'interprétation accidentelle de leur mort, pour protéger leur entourage de la culpabilité qu'ils savent être associée au deuil par suicide et des conséquences sociales possibles d'une mort par suicide.

Même lorsque les messages écrits ou adressés par téléphone peuvent aider à répondre aux nombreuses questions que se posent les proches, le deuil pourra être si difficile que l'idée même du suicide deviendra insupportable.

« Le suicide d'un enfant est de l'ordre de l'impensable pour les parents », comme l'exprime si bien Boris Cyrulnick. Certains parents de suicidé en viennent donc à dénier le suicide pour imaginer une tout autre cause à ce décès, parfois même l'intervention d'un tiers.

Une autre façon d'échapper aux questions et à la culpabilité consiste à retenir une cause du suicide extérieure à la personne qui s'est suicidée, comme si elle avait été la victime non consentante de son propre acte. « Ce n'est pas lui qui s'est suicidé, c'est le suicide qui l'a tué ». Les parents d'un enfant suicidé trouvent là, très souvent, une échappatoire à leur détresse insurmontable. Ce sont les drogues, l'alcool, les cyber rencontres, le harcèlement, qui seront en cause, permettant aux parents de s'investir dans les combats contre ces dérives sociales : « au moins sa mort ne sera pas inutile ».

D'où l'importance de la qualité de l'enquête qui devrait suivre tout suicide, et d'abord de celle de l'examen médico-légal.

Le suivi psychologique des conjoints, parents, grands-parents, sœurs et frères… est très souvent utile comme le recours à une association qui permet la rencontre avec d'autres familles qui ont déjà connu l'épreuve indicible du suicide d'un proche.

LES PRINCIPAUX FACTEURS

« Les maladies mentales poussent au suicide. »

Ce n'est pas que le suicide soit toujours de la folie. Mais en général, ce n'est pas dans un accès de raison que l'on se tue.

Voltaire

Au milieu du XIXe siècle, les médecins des asiles d'aliénés se sont intéressés aux liens entre suicide et maladie mentale. Ils l'ont fait avec les mots de l'époque et les connaissances balbutiantes d'une science qui allait largement se développer : la psychopathologie. Pour eux, et notamment Esquirol, le suicide est la marque du délire du sujet : « On ne se suicide que dans la folie », affirmait-il alors.

Par la suite, Freud a sorti le suicide du délire pour le comprendre comme le meurtre de soi avec, à l'œuvre, la pulsion de mort venant faire contrepoint au principe de plaisir, les deux ensemble – Éros et Thanatos – contribuant au fonctionnement psychique de tout individu.

Au cours du XXe siècle, les travaux cliniques et les enquêtes épidémiologiques ont confirmé le lien entre risque suicidaire et état psychopathologique.

Ces états regroupent différentes affections dont il faut connaître le rôle dans l'idéation suicidaire, puis dans le passage à l'acte.

Les états dépressifs

Ils constituent la principale cause du risque suicidaire et sont abordés de façon spécifique dans le chapitre suivant.

Les syndromes schizophréniques

C'est une pathologie qui débute fréquemment chez l'homme jeune entre 15 et 25 ans plus rarement chez la jeune femme. La schizophrénie s'exprime par un délire dont le contenu est variable d'un individu à l'autre et au cours du temps pour le même malade.

Ce délire s'accompagne parfois de sentiments de dissociation, de perte d'unité de la personne, de perte de son intégrité psychique, qui peuvent se compliquer de véritables états de panique avec parfois passage à l'acte violent et incontrôlé (pour fuir une menace hallucinée) extrêmement dangereux.

Le schizophrène rencontre aussi des difficultés d'intégration sociale et souvent un repli relationnel qui peut l'entraîner au désespoir, principalement lorsque ses idées délirantes s'atténuent et qu'il ressent alors avec plus d'intensité le vide de sa pensée et aussi le vide de son existence. C'est pourquoi, et paradoxalement, le patient n'est pas hors de danger suicidaire lorsque son état s'améliore si, dans le même temps, un processus de resocialisation avec construction d'un lien relationnel familial et social ne l'aide pas à poursuivre son existence.

Le risque de suicide reste très important ; 10 % des schizophrènes décèdent par suicide et 55 % d'entre eux réalisent au moins une tentative dans leur vie, essentiellement dans les premières années d'évolution de la maladie.

Les névroses

Les névroses peuvent, elles aussi, se compliquer de passages à l'acte suicidaire notamment, lorsque s'ajoute à la symptomatologie névrotique un état dépressif. La névrose d'angoisse qui peut se compliquer d'accès de panique avec sentiment de mort imminente pouvant aller jusqu'à un vécu de dépersonnalisation. En cas d'agitation motrice, il peut y avoir un passage à l'acte dû à une crise anxieuse particulièrement brutale, liée au caractère insupportable et incompréhensible de l'angoisse.

Dans l'hystérie, le suicide théâtral est souvent la réponse à une sensibilité toute particulière aux frustrations et prend la signification d'une véritable quête affective. Quête à laquelle il est difficile de répondre tellement elle est absolue, ce qui explique la répétition fréquente du geste. Les hystériques paient un lourd tribut au suicide puisque 4 % décèdent de complications suicidaires.

Les traumatismes

Au-delà des blessures physiques, les agressions et certains accidents peuvent constituer un traumatisme psychique à l'origine de complications anxiodépressives avec, parfois, passage à l'acte suicidaire.

C'est le cas de l'état de stress post-traumatique qui s'installe à l'occasion d'un événement unique, mais qui peut faire suite aussi à des traumatismes répétés, notamment des violences verbales, des menaces, des insultes, surtout si elles ont un caractère humiliant. La victime présente progressivement un état d'inhibition avec perte de confiance, idées noires, irritabilité, troubles du sommeil, tendance au repli qui forment un tableau très voisin du tableau dépressif.

Il est important de rappeler que l'ensemble de ces victimes (d'une agression, d'un harcèlement, d'une violence à caractère sexiste, d'un licenciement...) ne sont pas des personnes fragiles, mais des personnes fragilisées et il faut en tenir compte pour leur prise en charge.

La névrose post-traumatique se constitue, elle, après une période de latence plus ou moins longue faisant suite à l'événement et se traduit par le « retour de l'image traumatique ». La victime revit soit dans des cauchemars, soit à l'état de veille, l'événement qu'elle a traversé avec le sentiment qu'il est en train de se produire et qu'il reste aussi menaçant que dans la réalité. Elle se réveille de son cauchemar dans un véritable état d'effroi qui va devenir angoissant et provoquer la peur de dormir et donc des insomnies rebelles.

Si les réminiscences surviennent pendant la journée, elles se traduisent par des manifestations de grande angoisse et d'agitation corporelle qui déconstruisent la vie quotidienne.

Ces troubles se compliquent très fréquemment de comportements d'évitement ; l'impossibilité de retourner sur le lieu de l'agression ou dans un espace semblable, comme un parking, une grande surface…

Cette situation fait alors le lit d'une hyperconsommation de médicaments, tranquillisants ou sédatifs, pouvant se transformer en une véritable addiction, et l'alcoolisme menace. Le risque de conduite suicidaire est important s'il n'y a pas de prise en charge psychologique par un praticien qualifié.

Le lien entre trouble psychiatrique, psychologique et suicide n'est plus à démontrer : la maladie mentale constitue bien le premier facteur de risque de mort par suicide. Pour autant, tous les malades qui souffrent de dépression, de schizophrénie, d'hystérie, ne meurent pas, et c'est heureux, de suicide.

« Les personnes qui se donnent la mort sont en dépression. »

Les idées suicidaires sont une des signatures de la dépression.

Site « Planète Santé », 2015

L'influence des états psychopathologiques sur le comportement suicidaire diffère si l'on considère les suicidés ou les suicidants.

Pour les suicidés

La connaissance des antécédents psychopathologiques des personnes suicidées provient des certificats de décès. Le médecin qui constate la mort doit indiquer sur le document les antécédents du défunt, notamment ceux qui peuvent être en lien avec le suicide et donc les troubles psychiques.

Mais c'est rarement le médecin traitant du suicidé qui constate la mort et le médecin qui réalise le dernier examen (intervenant en urgence à l'occasion de la découverte du corps) ignore souvent les antécédents de la personne décédée. Ainsi, les renseignements recueillis à travers ces certificats manquent souvent de fiabilité épidémiologique.

Le suicide est défini sur le plan légal comme une mort violente entraînant l'information du procureur de la République. Il revient à ce dernier de requérir un médecin-légiste qui examinera à son tour le corps du suicidé et procédera si nécessaire à son autopsie ; des recherches complémentaires peuvent être réalisées comme le dosage de certaines molécules toxiques qui ont pu jouer un rôle dans le passage à l'acte (le dosage de l'alcoolémie doit être systématique pour mieux connaître la réalité suicidogène liée à la consommation d'alcool). Les services de médecine légale constituent ainsi un véritable lieu d'observation des morts par suicide et de compréhension du passage à l'acte mortel.

Pour améliorer la connaissance des antécédents psychiatriques chez les personnes décédées de suicide, des chercheurs nord-américains ont proposé la réalisation d'une « autopsie psychologique » qui consiste à rechercher les troubles psychologiques, les maladies psychiatriques ou somatiques, présentés par le sujet avant son décès. Elle permet aussi de situer l'acte suicidaire dans les événements de la vie qui l'ont précédé et auxquels le suicidé a dû faire face.

La méthodologie nécessite la rencontre de l'ensemble de ceux qui ont été en relation avec la personne avant son décès (famille, médecins, collègues de travail...) principalement dans les jours qui ont précédé son suicide de façon à rassembler, avec le plus d'objectivité possible, les éléments personnels et médicaux corrélés à son geste.

De telles études, difficiles à réaliser, permettent une connaissance précise de l'état psychopathologique du sujet avant son passage à l'acte. Elles ont été réalisées par différents auteurs depuis le milieu des années 1970. Elles restent en France de pratique marginale.

Selon l'Organisation mondiale de la santé, la méthode de l'autopsie psychologique indique que, parmi toutes les catégories psychiatriques, les troubles dépressifs sont les plus fréquents avec près de 24 % des cas de suicide, suivis des troubles névrotiques et de la personnalité (22 %), des toxicomanies (16 %), de la schizophrénie (10 %) ; les autres catégories confondues représentent 23 %.

Dans une étude réalisée au CHU de Saint-Étienne – de façon anonyme et conforme à l'utilisation des fichiers –, nous avons, avec le docteur Éric Bonne, repris l'ensemble des renseignements contenus dans les dossiers de la Caisse primaire d'assurance maladie.

Ainsi, on peut connaître le passé médical et le type de soins suivis par chaque suicidé, de façon incontestable, puisque le dossier de l'assurance maladie comprend la liste de tous les actes médicaux et paramédicaux, de toutes les hospitalisations et de l'ensemble des médications prescrites.

Nous avons ainsi observé que près de 90 % des femmes suicidées suivaient un traitement psychotrope au moins dans les six mois précédant leur geste. Cette proportion tombe à 50 % chez les hommes.

Le suicide féminin s'inscrit ainsi dans une réalité psychopathologique (souvent développée sur une longue période) alors que le suicide masculin peut répondre d'une même causalité mais survenir hors de toute prise en charge médico-psychologique antérieure, ce qui rend la prévention du geste plus difficile.

Pour les suicidants

La survie du sujet et souvent son hospitalisation permettent la rencontre avec les soignants dont le rôle premier est de rechercher un état pathologique corrélé au passage à l'acte et de mettre en place une prise en charge adaptée.

La proportion d'antécédents psychopathologiques est moins prononcée que celle retrouvée pour les suicidés puisque selon l'ensemble des études réalisées 60 à 80 % des gestes suicidaires ne sont symptomatiques d'aucune maladie psychologique repérable.

Comme le précise Jacques Védrinne, professeur en psychiatrie : « Même si l'on essaie de tirer au maximum le concept de pathologie mentale au travers de la dépression, il n'en reste pas moins qu'un grand nombre de suicidants ne peuvent pas être considérés comme des malades mentaux. Autrement dit, c'est une conduite qui peut survenir chez tout sujet supposé normal confronté à un passage existentiel difficile qui déborde ses capacités d'adaptation. »

Mais, à l'inverse, on peut aussi, dans d'autres cas moins fréquents, repérer une situation psychopathologique dont la tentative de suicide est la première manifestation : elle inaugure en quelque sorte l'histoire pathologique du patient et le confronte à la réalité de son trouble, à la nécessité de soins parfois lourds et éprouvants.

Pour ne prendre que les dépressions, on sait que plus de 3 millions de Français en souffrent, chiffre qu'il faut comparer aux milliers de morts par suicide. Cette différence s'explique d'abord par la qualité des soins et les progrès thérapeutiques au cours de ces dernières décennies, principalement le développement des médications antidépressives.

Mais il reste parfois que le diagnostic est difficile à porter ou que le respect du traitement par le patient est aléatoire ; cela explique un certain nombre d'échecs thérapeutiques.

Se pose aussi la question de l'accès aux soins : d'après l'étude stéphanoise précédemment citée, si 90 % des femmes qui se sont suicidées étaient traitées avec des médications psychotropes, la moitié des hommes suicidés, eux, ne suivait aucun traitement de ce type. Les hommes repèrent plus difficilement leurs troubles psychiques, notamment dépressifs ;

ils ont plus de difficultés à s'en plaindre, car ils vivent plus volontiers cet état comme une remise en cause de leur virilité. Les hommes se soignent moins que les femmes (ce qui est d'ailleurs vrai pour l'ensemble des pathologies) ce qui explique, pour partie au moins, la surmortalité masculine par suicide. Elle trouve aussi son origine dans un passage à l'acte au mode plus violent, et donc plus souvent mortel, une impulsivité plus grande et des facteurs de risque sociaux plus fréquents.

Mais est-il possible de repérer un risque suicidaire à court terme chez un patient suivi pour une pathologie psychiatrique ?

La tâche n'est pas facile. Plusieurs auteurs ont cherché à établir des méthodes d'évaluation du risque suicidaire comme l'usage d'une échelle d'appréciation de l'état de désespoir proposée par Beck ; en France, Ducher a mis au point une échelle similaire.

Si ces outils peuvent être utiles, l'appréciation clinique reste la meilleure méthode. Elle doit intégrer, dans son approche, les facteurs de risque suicidaire autres que pathologiques : le sexe, puisque l'homme meurt plus fréquemment que la femme ; les événements difficiles de la vie : deuil, rupture, échec ; les situations personnelles dégradées : chômage, solitude ; les périodes critiques de l'existence : l'adolescence et la vieillesse. Elle doit intégrer aussi les facteurs de protection (famille, réseau amical) et déceler enfin la tendance impulsive du patient.

L'observation clinique a servi à repérer, avant le passage à l'acte, une période particulière de tensions psychiques se déroulant sur plusieurs jours avec des phases caractéristiques décrites aujourd'hui sous le terme de « crise suicidaire ».

L'intervention des proches et des soignants dans le déroulé de cette crise sert de base à la prévention du passage à l'acte.

La dépression se situe bien au cœur de la problématique suicide : il faut évaluer médicalement le risque de passage à l'acte chez tout patient déprimé et, de la même façon, il faut rechercher systématiquement les signes d'une dépression après toutes les tentatives de suicide. La progression de la dépression, en France, ces dernières années, et le renforcement des passages à l'acte suicidaire viennent le confirmer.

« Drogues, alcool et psychotropes sont des facteurs aggravants dans le risque de passage à l'acte. »

Le risque suicidaire se cache derrière de nombreuses conduites d'excès, dont les conduites addictives. La dépression, qui est le trouble mental le plus associé au suicide, se retrouve également largement chez les personnes dépendantes.

« Addiction et suicides », DroguesInfoService.fr

À l'occasion des 12e journées nationales pour la prévention du suicide, le 5 février 2008, la réflexion a porté sur les liens possibles entre les conduites addictives et le geste suicidaire. Les thérapeutes venant du champ de l'addiction ou de celui de la prévention du suicide savent que le risque suicidaire peut se cacher derrière de nombreuses conduites d'excès et que le passage à l'acte morbide peut utiliser le produit qui fait drogue.

Ces praticiens ont aussi observé que le rapport entre ces deux phénomènes reste très peu étudié en France ; cela oblige à se référer aux études étrangères, notamment québécoises, pour mieux connaître les liens entre suicide et toxicomanie. Selon ces auteurs, la consommation conjointe de drogues et de sédatifs multiplie le risque de suicide par 40, tandis que la seule consommation d'opiacés le multiplierait par 14.

Ainsi, le risque suicidaire se rencontre chez le toxicomane et exprime alors soit une complication brutale de nature sociale (licenciement, expulsion…), soit de nature pénale (notamment l'incarcération). Le geste suicidaire peut aussi exprimer une fragilité psychologique, dont la toxicomanie est le symptôme.

Les thérapeutes doivent savoir apprécier la proximité entre geste suicidaire et overdose, lorsque le sujet reste en vie ; en cas de décès, l'interprétation sera souvent difficile.

Si le lien entre toxicomanie et suicide reste encore mal connu et peut-être mal prévenu, il en va différemment entre celui qui concerne l'alcool et le risque suicidaire.

Alcool et suicide

Les liens entre la crise suicidaire et la consommation d'alcool sont multiples : 20 à 60 % des suicidants présentent une dépendance alcoolique et 30 à 50 % des tentatives de suicide font immédiatement suite à une consommation d'alcool. Celle-ci peut favoriser l'émergence d'idées de suicide, même chez des personnes qui ne sont pas déprimées. Elle confère aux tentatives de suicide médicamenteuses une gravité supplémentaire : potentialisation des effets toxiques des médicaments ingérés avec un risque accru de complications mortelles.

Alcoolo-dépendance et risque suicidaire

La prévalence des tentatives de suicide et de mort par suicide est particulièrement élevée parmi les patients présentant une dépendance alcoolique, plus fréquente chez les hommes (64 %) que chez les femmes (21 %). 82 % de ces suicidants présentent plusieurs troubles psychiatriques associés.

Les tentatives de suicide chez les alcooliques sont plus impulsives et moins liées au niveau d'intention suicidaire.

Elles réalisent des gestes imprévisibles, dont la gravité peut surprendre l'entourage du patient et même les soignants.

Les principaux facteurs de risque de survenue d'une crise suicidaire chez l'alcoolique sont la dépression, le chômage, les séparations et les maladies somatiques. Chez les femmes alcooliques, on retrouve le désespoir, les séparations et les antécédents de traumatismes dans l'enfance (souvent à caractère sexuel et caché à l'entourage), associés à un risque suicidaire accru. Un nombre conséquent d'alcooliques, qui se suicident, le font dans les premières semaines suivant la séparation. Il faut toujours craindre quand c'est l'homme qui est quitté, une violence, parfois mortelle, à l'encontre de sa compagne, précédant son propre suicide. Plus d'une centaine de féminicides sont perpétrés chaque année. L'actualité nous rappelle à la triste réalité des faits divers de femmes tuées par leur conjoint ou leur ex-compagnon : une femme décède tous les trois jours en France.

D'autres études montrent que les alcooliques les plus exposés aux crises suicidaires sont ceux dont la conduite de dépendance a commencé tôt et qui présentent le plus de troubles de la personnalité.

L'association de l'alcoolisme et de la dépression est un facteur toujours aggravant du risque suicidaire ; selon certaines observations, 70 % de ces patients ont fait au moins une tentative de suicide dans leur vie. Ces tentatives sont le plus souvent impulsives, peu préméditées ou préparées.

Consommation d'alcool et passage à l'acte

Les crises suicidaires s'accompagnent fréquemment d'une consommation d'alcool même chez des sujets ne présentant pas de dépendance à l'alcool. Selon plusieurs études, 35 à

60 % des patients examinés en urgence dans les suites d'une tentative de suicide ont consommé de l'alcool. La consommation d'alcool augmente la violence et donc la gravité médicale du geste suicidaire, probablement par un effet de désinhibition, même chez des sujets qui n'ont pas un niveau très élevé de désespoir. L'alcool est pris « pour se donner du courage » et aussi pour ses propriétés antalgiques, lorsque l'acte peut revêtir un caractère douloureux.

La prise en charge et l'accompagnement de toutes les personnes déprimées nécessite une vigilance toute particulière par rapport aux signes d'intempérance alcoolique que peut présenter le patient.

Suicide et addiction vont souvent de pair et il est parfois difficile de repérer l'élément causal. En toute circonstance et quel que soit l'événement qui déclenchera sa prise en charge médico-psychologique, il faut toujours évaluer un risque suicidaire chez un patient présentant une addiction et les signes d'une addiction en cours chez tout suicidant après son passage à l'acte.

« Les violences sexuelles sont à l'origine de beaucoup de suicides. »

On oublie notamment de leur dire que les troubles psycho-traumatiques dont elles souffrent sont les conséquences normales des violences subies et qu'ils peuvent être traités.

Laure Salmona, « Ce que deviennent les victimes de violences sexuelles », *Le Parisien*, 1er mars 2015

Les violences sont de diverses natures, elles sont reconnues comme atteinte à l'intégrité de la personne et instaurent un rapport inégalitaire de contrôle et d'emprise sur la victime. Cette définition va bien au-delà de la seule intégrité physique et concerne les violences verbales (insultes, cris, sarcasmes, menaces, intimidations, etc.), les violences économiques (refuser au conjoint, ou à l'enfant majeur, l'accès au travail, le priver de ses revenus, etc.), les violences administratives (lui confisquer son passeport, ses bulletins de salaires, etc.), les violences psychologiques (agissements, dévalorisation systématique, isolement qui diminuent chez l'autre l'estime de soi et peuvent le conduire à la dépression, etc.), et les violences physiques qui sont les plus repérables, car elles laissent des traces sur le corps de la victime, et les plus fréquentes : en 2018, 149 personnes sont décédées sous les coups de leur partenaire ou de leur ex-partenaire de vie. Parmi ces victimes, 121 femmes (une femme décède tous les 3 jours), chiffre terrible, et en hausse en 2019, auquel il faudrait ajouter les mortes par suicide qui ne supportaient plus ces violences et dont on ignore souvent la cause de leur acte désespéré.

Le harcèlement des femmes au sein de l'espace public, phénomène souvent banalisé, est désormais réprimé par la loi. Le harcèlement au travail qu'il soit moral et/ou sexuel survient quand un ou plusieurs salariés font l'objet d'abus, de menaces, d'humiliations répétés et délibérés dans des circonstances liées au travail, soit sur les lieux de travail, soit dans des situations liées au travail (cf. Accord national interprofessionnel du 26 mars 2010 sur le harcèlement et la violence au travail. Art. 2 – Définition, description et identification du harcèlement et de la violence au travail).

Les agressions sexuelles (cf. Art. 222-27 à 220-30 du Code pénal) autres que le viol sont des délits définis comme un acte à caractère sexuel sans pénétration commis sur la personne d'autrui par violence, contrainte, menace ou surprise. Il peut s'agir par exemple de caresses ou d'attouchements de nature sexuelle. De même constitue une agression sexuelle le fait de contraindre une personne par la violence, la menace ou la surprise à se livrer à des activités de ce type avec un tiers. Selon une étude de l'INED de 2016, environ 600 000 femmes et 200 000 hommes sont victimes de violences sexuelles chaque année. Une femme de moins de 35 ans sur vingt est chaque année agressée sexuellement. Ce qui correspond à des millions de femmes concernées par an.

Le viol est un crime (cf. Art. 222-23 à 222-26 du Code pénal) défini comme tout acte de pénétration sexuelle, de quelque nature qu'il soit, commis sur la personne d'autrui par violence, contrainte, menace ou surprise. Toutes les formes de pénétration sexuelle sont visées : buccale, vaginale, anale, par le sexe, par le(s) doigt(s), par un objet. Toutes les situations où la victime est contrainte sont visées (cf. Avis du CESE, mars 2017 : combattre les violences faites aux femmes dans les Outre-mer, Dominique Rivière et Ernestine Ronai). Que ce soient des contraintes physiques, des menaces, ou un effet de surprise : victime endormie ou droguée, alcoolisée, vulnérable du fait d'un handicap, sidérée, terrorisée. Le viol peut être incestueux lorsqu'il est commis par un membre de la famille. Une étude récente (cf. enquête réalisée par l'Association des personnes victimes d'inceste, 16 décembre 2015) a levé le voile sur la réalité de ces drames beaucoup plus présents qu'on ne le croit puisque 4 millions de personnes déclarent avoir été victimes d'inceste. Le conjoint peut être poursuivi pour viol s'il est démontré qu'il a imposé un rapport sexuel à son épouse non consentante (ce qu'on appelle le viol conjugal). Chaque année, près de 80 000 femmes sont victimes de viols ou de tentatives de viols en France. Dans la majorité des cas les victimes connaissaient leur agresseur. Le nombre de condamnations pour viol par la justice française a chuté de 40 % en dix ans : 1 652 condamnations par les cours d'assises en 2007 dont 1 350 pour viol aggravé, 1 003 condamnations en 2016 dont 851 pour viol aggravé (cf. article dans *Le Monde* de Jean-Baptiste Jacquin, 14 septembre 2018). Seulement 10 % des femmes victimes de viol portent plainte. 3 % des viols débouchent sur un procès en cour d'assises. Le viol est ainsi le crime le plus répandu en France mais également le plus impuni.

Les effets psychologiques du viol

Comme l'a montré une étude de la Fondation Jean Jaurès, le traumatisme provoqué par un viol apparaît comme lourd et durable. Ainsi, il arrive à 81 % des victimes de repenser à leur agression. Une victime sur cinq (21 %) y pense même « régulièrement », 26 % de « temps en temps ».

La rémanence ne semble guère s'altérer avec le temps puisque le taux est de 49 % (réponses « régulièrement » + « de temps en temps ») parmi les femmes ayant été agressées il y a moins de cinq ans et encore de 42 % après 10 ans ; le traumatisme est donc tenace et profond et de tels actes font sentir leurs effets sur les victimes des années durant. C'est particulièrement le cas lorsque le viol a eu lieu sur de très jeunes victimes.

On constate également que les femmes qui ont été abusées sexuellement par un membre de leur famille (inceste par le père ou un adulte proche...) y repensent plus régulièrement (41 %) que celles qui l'ont été par leur conjoint ou par un inconnu (19 %).

Dans ce contexte, on observe que bon nombre de femmes victimes ont recours à un traitement médicamenteux pour surmonter cette épreuve. Parmi les femmes qui ont été soumises à un viol il y a moins de cinq ans (et pour lesquelles le souvenir de la prise de médicaments est sans doute plus vivace), 35 % ont eu régulièrement recours à des antidépresseurs, 16 % à des anxiolytiques et 13 % à des somnifères, une partie d'entre elles prenant plusieurs types de médicaments. Au total, parmi les victimes les plus récentes (moins de cinq ans), 43 % ont eu régulièrement recours à un traitement médicamenteux.

Non seulement les femmes victimes repensent plus ou moins régulièrement à ce douloureux épisode, mais cet acte altère également la qualité de leur vie. On mesure ainsi un effet sur le bien-être et le moral de ces femmes. Alors que 81 % de l'ensemble des femmes se disent satisfaites de leur vie en général, ce n'est le cas que de 69 % des femmes ayant été victimes d'un viol (soit un écart de 12 points). À titre de comparaison, les femmes qui ont été victimes d'attouchements se disent satisfaites de leur vie à 76 %, soit un niveau proche de l'ensemble. Le viol a donc un impact particulier par rapport aux autres formes d'agressions sexuelles. Le même impact différencié s'observe pour ce qui est du niveau de satisfaction sur sa vie sentimentale : 73 % de l'ensemble des femmes se disent satisfaites contre 67 % de celles qui ont été victimes d'attouchements et seulement 58 % pour les femmes ayant été victimes d'un viol (soit un écart de 15 points avec la moyenne). Très concrètement, le fait d'avoir été confrontées à ce type d'agression a des conséquences sur les relations que ces victimes entretiennent avec les hommes. Il en va de même pour ce qui est de la sexualité des femmes concernées. 63 % d'entre elles indiquent en effet ressentir des effets : très importants (32 %) ou assez importants (31 %) de leur viol sur leur sexualité. À l'instar de ce que l'on a observé précédemment, ces effets continuent de se faire sentir très longtemps après les faits. Les séquelles en la matière sont les plus lourdes pour les femmes qui ont été violées au cours de leur enfance (76 %) et/ou par un membre de leur famille (77 %). Ce mal-être que ressentent les victimes peut déboucher sur une fragilité psychologique importante, voire sur un état d'esprit suicidaire. Ainsi, 38 % des femmes victimes d'un viol ont déjà sérieusement envisagé de se suicider contre 22 % dans l'ensemble de la population féminine, soit un écart de 16 points ce qui est statistiquement très significatif.

Le rapport au suicide parmi les femmes ayant été victimes d'un viol

	Ensemble des femmes ayant été victimes d'un viol (%)	Comparaison Ensemble des femmes
A déjà fait une tentative de suicide	21	5
Oui, plusieurs fois	10	1
Oui, une fois	11	4

L'analyse détaillée des résultats de l'enquête fait apparaître que ce sont les viols survenus au cours de l'enfance ou de l'adolescence qui sont les plus traumatisants. Ainsi, 30 % des femmes ayant subi une pénétration sexuelle, avec violence, contrainte ou surprise durant leur enfance ont déjà sérieusement pensé « assez souvent » (11 %) ou « à plusieurs reprises » (19 %) à se suicider, soit un total de 30 % d'entre elles.

Le viol augmente donc par 4 le risque de tentative de suicide. Les chiffres sont même encore plus inquiétants si l'on considère les personnes ayant commis plusieurs tentatives de suicide. 10 % des femmes ayant été victimes d'un viol ont déjà plusieurs fois tenté de se suicider contre seulement 1 % en moyenne dans l'ensemble de la population féminine ; le facteur multiplicateur est ici de 1 à 10 ce qui témoigne des dégâts psychologiques très lourds que causent les viols sur les femmes qui en sont victimes.

Les médecins, psychiatres, psychologues et les bénévoles associatifs doivent connaître ces données : toute femme qui répète un passage à l'acte suicidaire a un risque majeur d'avoir subi un viol dans sa vie.

Prévenir le viol et les violences sexistes, c'est aussi prévenir le risque suicidaire. La prévention du suicide passe par une meilleure prise en compte des violences sexistes, des viols, et rend nécessaire l'accompagnement et le soutien des victimes encore trop fréquentes et ignorées.

L'Observatoire national du suicide, créé en septembre 2013, doit considérer comme une cause prioritaire la meilleure connaissance des effets des viols, des violences sexuelles et sexistes, sur la santé mentale et globale, et sur le risque suicidaire des victimes.

Les services d'urgence et les médecins traitants doivent être alertés sur cette réalité : la tentative de suicide ne concerne pas que les adolescentes qui manifestent leur mal-être générationnel, mais les femmes tout au long de leur vie, qui expriment – beaucoup plus souvent que les soignants ne l'imaginent – à travers ce passage à l'acte leurs souffrances psychiques liées à un viol. Ce passage à l'acte peut être distant de plusieurs décennies de l'agression, il restera difficile pour ces victimes d'évoquer les faits, souvent enfouis dans la mémoire, et surgissant à l'occasion d'une nouvelle épreuve. Le soutien thérapeutique devra savoir prendre le temps nécessaire à l'expression du souvenir traumatique.

Les services de médecine légale où sont réalisés les certificats de constatation nécessaires pour déposer une plainte après un viol ou une agression sexuelle, doivent proposer un véritable suivi psychologique en relation avec les autres services et les associations de façon à ne pas renvoyer – une fois l'examen réalisé – les victimes à leur honte et leur détresse et trop souvent à leur solitude.

Les victimes doivent pouvoir retrouver une sérénité dans leurs relations intimes, affectives et sociales avec les hommes ; elles doivent savoir que le violeur ne leur ôtera jamais leur dignité.

Il s'agit de construire une société qui ne soit plus fondée sur la domination de quelques-uns et la soumission des autres, qui ne confonde plus violence avec rapport humain, une société qui permette à chacune et chacun de se vivre digne de respect.

« Le surendettement conduit au suicide. »

Pour certaines personnes dont la fragilité est plus grande, en lien avec leur histoire de vie, le fait de ne plus pouvoir assumer son existence sur le plan financier représente un obstacle insurmontable, face auquel le suicide apparaît comme une porte de sortie, un répit, un soulagement.

Nathalie Cobbaut, « Des dettes au suicide : pour ne pas franchir le pas »,
Échos du crédit et de l'endettement, 1er avril 2011

Les thérapeutes, médecins et psychiatres sont confrontés de plus en plus souvent chez leurs patients à des problèmes de santé causés par un endettement excessif. La rupture des équilibres financiers acculant, dans de trop nombreux cas, à des passages à l'acte suicidaire. Le suicide s'avère un choix pour se soustraire à la dette contractée et mettre un terme à la souffrance subie en l'absence de la perception de solutions alternatives. L'adage « plaie d'argent n'est pas mortelle » n'a jamais été si peu approprié dans ce pays.

De la dette au surendettement

Si une grande majorité des couples français vivent avec des dettes (pour acheter un logement, une voiture ou plus communément pour la consommation du ménage...), le surendettement advient lui en raison de diverses causes qui peuvent s'additionner : une situation professionnelle qui s'est détériorée, une précarité installée, des achats compulsifs, des dépenses liées aux aléas de l'existence. Plusieurs facteurs s'ajoutent souvent, en particulier la stagnation des salaires combinée à une imposition record, taxes diverses comprises, des classes moyennes.

Ce processus accompagne de plus une hausse générale du prix des logements, et les statistiques ne nous permettent pas non plus de connaître le nombre de travailleurs en poste qui, ne disposant pas d'un toit, dorment dans leur voiture. On sait cependant qu'environ 2 500 personnes sans domicile fixe (SDF) vivent régulièrement dans le métro selon les services de la RATP, parmi celles-ci 20 % auraient un travail. La croissance de ce que l'on nomme les travailleurs pauvres est manifeste : près de 40 % des personnes en surendettement sont des salariés. La faiblesse des salaires explique en grande partie cette tension financière subie. Le constat établi démontre qu'une partie des Français ne parvient plus à vivre dignement de son travail.

Le surendettement provient, outre la cherté du logement, du recours à des crédits, de la force de la publicité dans notre village planétaire, du matraquage de la distribution commerciale ; c'est ainsi que se constitue l'emprisonnement de tout un chacun dans le marketing à l'ère du big data et des marques nouveaux totems... L'absence de prise en compte des impacts de ce consumérisme débridé, l'accès libéré au crédit permettent au système d'entretenir cette grande illusion mortifère. En ce sens les offres de crédit « sans justificatif de 500 à 75 000 euros » captent des individus dont les revenus ne sont pas forcément à niveau pour assurer les remboursements ultérieurs.

Les médecins font état d'un nombre croissant de dépressions avec l'argent en trame de fond, mais il est pour les thérapeutes toujours délicat d'aborder avec leurs patients le lien entre les problèmes de santé et l'argent.

Vivre avec des dettes, être acculé au point de ne plus pouvoir assurer les besoins de sa famille, sont des traumatismes éprouvants. Aujourd'hui 10 % des Français vivent sous le seuil de pauvreté. Par d'innombrables publicités alléchantes, des crédits renouvelables ou *revolving* viennent tenter les consommateurs aux abois. Les taux pratiqués pour ce type de crédits frisent l'usure. L'argent est ainsi vendu à des taux prohibitifs. La souscription d'un nouveau crédit pour couvrir le remboursement du précédent est souvent le début de la spirale infernale du surendettement : la personne devient insolvable tant l'encours des mensualités dépasse largement ses capacités de remboursement. Les banques et les organismes financiers sont parfaitement informés de ces réalités. De plus en plus de familles vivent dans un état de véritable déchéance personnelle et sociale ; mais cette pratique n'est pas remise en cause car seul le consommateur est accusé de manquer de raison ou de rigueur et de dilapider ses biens ! L'annonce récurrente de mesures de moralisation des crédits et les intentions louables du législateur d'encadrer ces crédits à risques sont des mesures inopérantes.

Effets psychologiques et relationnels liés au surendettement

Les études scientifiques françaises sur les effets médico-psychologiques provoqués par le surendettement sont pratiquement inexistantes. Les surendettés comme les chômeurs, et ce sont souvent les mêmes personnes, semblent n'intéresser personne ; cette situation est pourtant à l'origine d'une dégradation de la santé et, vu le nombre de ménages concernés, d'un véritable problème de santé publique.

En effet, un sentiment de culpabilité et d'impasse personnelle est souvent ressenti, comme si le surendetté était seul en cause et non le système financier qui a contribué à sa décrépitude. Une véritable rumination s'installe, une sensation d'échec et d'impuissance, qui peut se transformer progressivement en une « perte d'estime de soi » l'un des premiers symptômes de l'état dépressif.

À l'inverse, il peut ressentir l'humiliation d'être traité comme un escroc, ce qui se traduit par un sentiment de colère à l'encontre des banques, des organismes financiers, voire de la société tout entière.

Pour échapper à ce climat délétère, le surendetté a recours aux substances psychotropes, au premier rang desquelles, l'alcool, les médications (somnifères, anxiolytiques, antidépresseurs souvent prescrits à petite dose au départ, pour faciliter le sommeil, stabiliser les humeurs, diminuer les angoisses), et même les produits illicites.

Les effets de ces substances, leur capacité à provoquer un état de manque neurophysiologique et psychologique vont entraîner la personne dans la spirale de dégradation de son état de santé global.

La consommation d'alcool est parfois une habitude ancienne, mais qui sera ravivée par la situation de sur-dette. Aux effets stimulants de l'alcool, en tout cas au début de la consommation, s'ajoute le nombre de bars, bistrots et autres cafés... qui représentent alors le dernier lieu de socialisation. L'un des signes de la gravité de l'état de la personne est la consommation solitaire qui peut aller jusqu'à l'usage d'alcool pharmaceutique ou d'eau de Cologne.

Le tabagisme est fréquemment réactivé ou augmenté de façon conséquente. Même si les nouvelles règles législatives réduisent les espaces de la consommation de tabac, l'effet nocif du tabagisme se ressent à moyen et long terme.

Un autre risque menace lui aussi : l'addiction aux jeux (jeux de grattage, casino, PMU et autres lotos...). Le jeu reste un impôt volontaire payé par des millions de Français. Ludique ce passe-temps peut parfois provoquer des addictions et entraîner l'individu dans les spirales du surendettement, les tourments de la dépression. Cette addiction doit être considérée comme une maladie au même titre que l'alcoolisme, le tabagisme et les toxicomanies. L'addiction aux jeux touche selon Marc Valleur, psychiatre à l'hôpital Marmottan, environ 1 % de la population et peut conduire au suicide.

Pourquoi la fatalité de l'endettement ne se transformerait-elle pas positivement dans la chance de gagner le gros lot, ce qui règlerait définitivement tous les problèmes ? Mais la loi des grands nombres veut que l'addiction aux jeux aggrave encore la situation financière des endettés. Depuis 2008 et la crise financière, la bonne santé de la Française des Jeux (le loto espagnol connaît le même succès) a surpris certains commentateurs, mais c'est l'inverse qui aurait été surprenant.

L'évolution sur le temps

Les effets de l'endettement sur l'entourage aggravent le ressenti de l'endetté lui-même, qui souvent cherche à dissimuler sa propre situation au regard des siens ; mais la vérité va finir par éclater, provoquant parfois une véritable explosion de la cellule familiale.

Sans aller jusqu'à une telle extrémité, les couples sont en risque de séparation et souvent de désocialisation par éloignement des amis et des connaissances.

Les enfants subissent à leur tour la dégradation de la situation parentale et sont alors partagés entre un élan de compassion et le reproche au père ou à la mère d'être incapable de trouver une solution aux difficultés financières. Ces difficultés se traduisent par un manque de moyens pour les loisirs, les vacances, les études… Ces enfants deviennent plus vulnérables ce qui peut s'exprimer lorsqu'ils sont adolescents par une inquiétude identitaire avec une perte de leur propre image vis-à-vis de leur entourage.

Dans une société où l'argent est devenu le référent majeur de la réussite sociale, le surendettement est particulièrement humiliant. Les surendettés ne font plus partie exclusivement des classes les plus pauvres de la société, mais atteignent largement les classes moyennes.

La progression du surendettement est ininterrompue depuis le début des années 2000.

Le discours social ambiant est le même que celui qui concerne les chômeurs : « c'est de leur faute ; pourquoi la société viendrait-elle en aide à ceux qui se sont mis dans une telle situation ». Chaque mois, il faut rembourser les crédits, ce qui va amener à s'endetter de nouveau pour échapper aux mises en demeure ou à l'intervention des huissiers. Les offres multiples de crédits *revolving* sont un véritable piège qui se referme sur le débiteur. Trouver un nouveau crédit pour rembourser le précédent devient ainsi « simple comme un clic » ou comme un « coupon-réponse » adressé par courrier.

C'est une solution illusoire mais dans laquelle le surendetté peut facilement se laisser entraîner, parce que ce crédit trop facile devient une bouffée d'oxygène, qui fait baisser provisoirement la tension psychique. Si le débiteur respire à nouveau, il replonge souvent jusqu'à l'asphyxie car l'étau se resserre, les périodes d'apaisement se raccourcissent, c'est la peur qui s'installe.

La personne surendettée va vivre alors tous les jours sous la menace d'un appel téléphonique ou d'un courrier de recouvrement. Cette menace provoque une perte de sérénité, d'attente tranquille du jour qui vient. Chaque jour qui passe fait craindre un nouvel appel qui se transforme en véritable harcèlement téléphonique contre lequel d'ailleurs aucune mesure de limitation légale n'est prévue.

Au début de chaque mois la pression est maximum car les mensualités à rembourser s'étalent généralement entre le 1er et le 10. Une fois cette période passée, le débiteur souffle un peu mais ce n'est que pour se retrouver le mois suivant dans la même situation, parfois plus dégradée.

Face à une telle situation qui finit par envahir la pensée, deux attitudes d'échappement peuvent (mal) protéger l'endetté :

– le comportement d'évitement de façon à ne plus entendre ou à ne plus lire les messages, la boîte aux lettres n'est plus ouverte et les plis ne sont plus récupérés… Ce signe de « la boîte aux lettres » est l'un des plus préoccupants car (toujours voué à l'échec) il entraîne un repliement très morbide de la personne sur elle-même. Si l'entourage est protégé par une absence de communication sur la réalité de la situation, les relations conjugales et familiales sont alors marquées du sceau du mensonge, de la fuite, dans des explications qui ne tiennent pas longtemps ; le retour du réel peut se faire dans les pires conditions. Ce fut le cas de Jean-Claude Romand comme Emmanuel Carrère l'a décrit de façon remarquable dans son livre *L'Adversaire* : acculé à révéler la vérité, il a choisi de tuer tous les siens (enfants, épouse et parents) plutôt que de faire face à ses responsabilités et de détruire l'image qu'il s'était construite pour eux, et pour la société tout entière.

– la colère provoquée par l'humiliation ressentie ; les banques, les organismes sociaux, la société elle-même, sont tenus responsables de cette dévalorisation, de cette voie sans issue autre que la révolte, laquelle peut conduire à des réactions tragiques.

Le risque suicidaire est ainsi plus fréquemment rencontré dans le parcours des précaires, pauvres et surendettés que dans la population générale. Dans l'étude réalisée pour la Fondation Jean Jaurès-IFOP en janvier 2016, le nombre de personnes appartenant à ces catégories et déclarant avoir pensé sérieusement à se suicider est 2,5 fois plus important que celui appartenant aux catégories les plus aisées. Dans cette même étude, il est montré de façon plus globale qu'en 2016, 20 % des Français ont pensé sérieusement à se suicider, alors qu'ils n'étaient que 13 % en 2000... La crise financière de 2008 est passée par là, provoquant la politique d'austérité en Europe et la récession économique partout dans le monde : les plus démunis ont payé un lourd tribut à cette crise, au prix de leur santé et même de leur vie. La crise financière a bien été une crise sanitaire !

La précarité des étudiants

Le 8 novembre 2019 devant le siège du CROUS à Lyon, un étudiant Anas K. s'est immolé par le feu. Cette auto-immolation avait la volonté politique de dénoncer l'état de précarité financière et sociale dans lequel vivent encore aujourd'hui trop d'étudiants, dans notre pays, qui se veut pourtant l'un des champions de la formation des jeunes et de l'innovation. La situation de mal-être des étudiants n'est pas nouvelle. Les principales causes de stress chez ces jeunes, selon une étude du CSA pour la LMDE réalisée au printemps 2019, sont, outre les études, le travail pour 34 %, le fait de se sentir isolés pour 30 % d'entre eux et les problèmes d'argent pour 29 % d'entre eux.

Près d'un sur deux a renoncé à se soigner à cause principalement de raisons financières, 39 % pratiquant l'automédication.

Phénomène alarmant, la santé mentale des étudiants est fragile car plus de 30 % des jeunes confient avoir eu des pensées suicidaires. L'évolution est très négative car il y a huit ans ce pourcentage s'élevait à 12 %. Le soutien dont bénéficient ces derniers est là aussi défaillant car près d'un étudiant sur deux est en proie à des idées suicidaires et avoue n'en avoir parlé à personne.

La précarité des étudiants progresse. Un étudiant sur 3 peine à trouver un logement. Et ceux qui souffrent de précarité financière ont crû de 10 % en 5 ans. Cette précarité concerne 1 étudiant sur 4 et est un des facteurs de l'augmentation des idées suicidaires et des passages à l'acte.

« L'isolement social favorise l'émergence de la crise suicidaire. »

Je connais des gens qui ne sont jamais tombés amoureux,
pas parce que les occasions ne se sont pas présentées, mais parce qu'ils ont peur,
ils sont terrorisés à l'idée de se faire détruire par cette rencontre.

Eva Bester

Émile Durkheim, dans son ouvrage majeur *Le Suicide* paru en 1887, a découvert, après analyse des corrélations entre plusieurs variables, que les taux de suicide augmentaient lorsque des bouleversements de nature économique, sociale et familiale se produisaient. Ils augmentaient non seulement lors des crises économiques mais aussi lors des phases de prospérité c'est-à-dire lors des périodes de forte croissance économique. La raison en est que ces périodes perturbent l'ordre collectif. Les suicides étaient plus nombreux chez les célibataires que chez les personnes mariées et, parmi les mariés, les suicides étaient plus nombreux chez les couples sans enfants. Durkheim a identifié quatre types de suicide : le suicide anomique consécutif aux désorganisations de l'ordre social, le suicide altruiste lorsqu'un individu se soumet à un code de l'honneur, le suicide égoïste qui résulte d'une moindre intégration aux groupes sociaux et le suicide fataliste qui résulte d'un excès de réglementation ou d'oppression.

Il est remarquable d'observer que les constats faits par Durkheim à la fin du XIXe siècle sont encore en partie valables à notre époque. L'avis du Conseil économique et social du 6 juillet 1993 mettait en évidence que les célibataires, les veufs et les divorcés se suicidaient nettement plus que les personnes mariées et cela quel que soit l'âge et le milieu de résidence (ce constat est toujours d'actualité 25 ans plus tard). En bref, tout ce qui contribue à disloquer le lien social, c'est-à-dire lien du travail, lien familial, lien associatif, lien dans la communauté, augmente le risque de mortalité suicidaire.

En 2014, la Fondation de France a réalisé une étude sur les solitudes en France. L'isolement social ou relationnel dans lequel se trouve une personne résulte d'une carence de contacts personnels. La méthodologie a retenu cinq cercles sociaux pour cerner ce phénomène : familial, professionnel amical, affinitaire et territorial. Les personnes isolées sont celles qui n'ont pas ou peu de relations au sein de ces cinq réseaux et celles à plus haut risque de mortalité prématurée.

L'isolement peut résulter d'un choix. Dans ce cas, la personne peut en sortir et l'interrompre. Plus souvent l'isolement résulte d'une intégration difficile, ou d'un relâchement des liens familiaux et/ou professionnels. Une personne âgée sur 4 est isolée. Environ 1,5 million de seniors de plus de 75 ans vivent dans une solitude qu'ils n'ont pas recherchée. Plus de 5 millions de personnes souffrent d'un isolement social en France. L'université d'Harvard étudie, depuis 1939, les facteurs impliqués dans le vieillissement en bonne santé, tant du point de vue physique que psychologique. La conclusion de cette étude démontre que les relations interpersonnelles de qualité, famille, amis ou travail représentent un des plus importants facteurs prédictifs du bonheur et de la bonne santé d'une personne au cours de son existence. *A contrario* une mauvaise qualité des relations explique une surmortalité.

Plus de 3 000 personnes qui se donnent la mort chaque année en France sont des seniors de plus de 65 ans.

Le travail est considéré, à juste titre, comme un puissant facteur de protection du suicide. Les passages à l'acte suicidaire sont 3 à 4 fois plus nombreux chez les personnes en demande d'emploi et/ou en précarité. Les exclus dans notre société sont très concernés par les actes suicidaires. Selon Jean-François Corty, médecin et directeur des Missions France de l'ONG Médecins du Monde, le taux de suicide est très élevé parmi les sans-abri. Sept fois plus important chez les SDF qu'en milieu carcéral ce qui correspond à un taux dix fois supérieur à celui de la population générale. Vivre dans la rue, c'est pour ces personnes l'exposition à une violence au quotidien. Les SDF sont isolés sur le plan familial et souffrent parfois de graves troubles de santé mentale. En effet, 30 % des SDF sont porteurs de pathologies psychiques lourdes telles que schizophrénies, dépressions… Près d'un sur deux déclare avoir réalisé une tentative de suicide. En 2018, 600 personnes sont mortes dans la rue pour un nombre de SDF estimé à 143 000.

Néanmoins, dans certaines situations le travail devient facteur précipitant dans la crise. Une des questions essentielles est donc de comprendre pourquoi le travail protège moins l'individu qu'auparavant et l'une des réponses est la montée de l'isolement au sein des univers de travail.

Aujourd'hui les drames suicidaires sont toujours une dure réalité qui frappe le monde du travail dans notre pays. Ils questionnent, comme l'écrivait Émile Durkheim, la cohésion sociale de notre pays. Les drames dans la police ou l'agriculture illustrent cet isolement social. Souvent les policiers sont coupés de leur famille. Au sein du monde de l'agriculture, les travailleurs peinent par tous les temps et restent très isolés, ne sortant presque jamais du travail puisque la ferme est à la fois leur maison et leur lieu de travail.

Avec trois fois plus de suicides dans le monde agricole que dans l'ensemble de la population « le bonheur n'est plus dans le pré », comme l'écrivait dernièrement un grand quotidien. Isolé, en proie souvent à la solitude affective, l'agriculteur n'a pas toujours réellement d'épaule sur laquelle il peut trouver refuge et se reposer. Les salariés d'une entreprise peuvent se conforter les uns et les autres. Les organisations syndicales, les services de santé au travail, les assistantes sociales peuvent y compris apporter un soutien, mais au sein du monde agricole, les personnes actives sont seules. Par ailleurs, l'agriculteur n'a pas une culture de l'ouverture à des conseils extérieurs qui pourraient l'aider, même si les plus jeunes générations sont moins fermées à cette aide quelquefois financée par les organes publics.

Les organisations syndicales, quant à elles, ont été bousculées par la mise en place des ordonnances sur le travail du 22 septembre 2017. Conscientes de leur rôle, de leurs responsabilités et de l'importance de leurs fonctions en défense des salariés, elles sont en phase d'adaptation rapide à ce tsunami. Le syndicalisme réunit selon l'étude de la Dares de 2016, 11 % des salariés et des fonctionnaires dans notre pays en termes d'adhésions. Ce taux est plutôt de 15 % dans les entreprises de plus de 50 salariés et en revanche, plutôt de 5 % dans les très petites entreprises. Avec la fusion des comités d'entreprise (CE), des comités d'hygiène santé et conditions de travail (CHSCT), et des délégués du personnel (DP) en une seule instance – le comité social et économique (CSE) –, les syndicats doivent faire face à une situation contraignante en raison de la suppression d'environ la moitié du nombre des mandats de représentation du personnel, qui se situaient, en 2017, à environ 550 000. Certains élus cumulent toutefois plusieurs mandats. Dans les faits, ce sont les membres des CHSCT qui sont le plus concernés par cette attrition de la représentation, car les listes des CSE se sont établies plutôt dans la continuité des listes de CE.

En ce sens, on assiste à un double phénomène en termes de prévention. Tout d'abord, premier constat, une perte de spécialisation. L'instance nouvelle devra prendre en charge l'ensemble des questions économiques, financières, culturelles, sociales, de santé, d'hygiène et de sécurité. Avec un effectif et des moyens réduits, le principe de polyvalence s'impose. Seule est prévue une commission santé sécurité et conditions de travail dans les entreprises de plus de 300 salariés. Ce qui signifie que cette dimension de prévention ne sera plus portée dans les entreprises de 50 à 300 salariés par des élus du personnel ayant cette spécialité.

Ensuite, second constat : une perte de proximité. La réduction du nombre d'élus et la forte centralisation du dialogue social issue de cette fusion peuvent jouer contre une prévention efficace. Souvent la solution à un risque, à une détresse ou à un trouble psychologique, se trouve dans les « dix mètres » par l'écoute active d'un élu du personnel qui peut jouer un rôle de soupape et de soutien et contribuer au traitement des poches de souffrance, en évitant l'isolement et en proposant des pistes de solution au management. Il est à redouter que les mailles élargies de ce filet de prévention aient des conséquences à terme qui pourraient se retourner contre les entreprises et leurs salariés, en raison d'un isolement renforcé. Dans un contexte de transformations sociales et économiques accélérées, exigées par la montée en puissance de la digitalisation et une concurrence généralisée, les bouleversements récurrents sur le plan organisationnel pourraient conduire en l'absence d'une représentation et de régulation de proximité efficace à un processus d'intériorisation pour nombre de salariés. C'est-à-dire à un repliement de l'individu sur lui-même, face aux difficultés extérieures, pouvant atteindre parfois un caractère pathologique. Cet isolement au travail pourrait conduire à une montée des risques psychosociaux et à de l'absentéisme.

Les suicides des policiers, une gravité sans précédent

Depuis une vingtaine d'années on constate une surmortalité élevée dans la police en raison des suicides. Les quelques solutions adoptées en prévention pour endiguer ce phénomène sont encore loin de faire consensus entre les représentants du personnel et le gouvernement. Aussi les 20 organisations syndicales de policiers tous corps de police confondus ont décidé d'organiser une mobilisation nationale à l'automne 2019 afin de faire cesser cette hécatombe suicidaire. C'est la première fois qu'une telle unanimité regroupe l'ensemble des représentants des agents rattachés au ministère de l'Intérieur. Les situations de travail, faute d'attention des politiques depuis plusieurs décennies, s'avèrent en effet délétères.

Depuis 1997, la Direction générale de la police (DGPN) a recensé de manière précise 1 026 suicides survenus chez les fonctionnaires de police. Ce chiffre ne retient pas les drames survenus dans la gendarmerie et ceux au sein des polices municipales. À plusieurs reprises, la Police nationale a connu des pics suicidaires élevés. Plus particulièrement en 1996, où une vague importante de suicides a été constatée (environ 70 décès recensés).

Une nouvelle croissance des actes suicidaires est survenue en 2019 dans la police avec la crainte qui resurgit chaque année de voir le pic de 1996 atteint ou dépassé. Il faudrait tenir compte par ailleurs des tentatives de suicide, et du mal-être qui s'exprime aussi par les nombreux divorces et séparations, voire par des addictions notamment à l'alcool.

Dans leur grande majorité, les policiers éprouvent une absence de reconnaissance des particularités et difficultés du métier qu'ils exercent. Indifférence tant au niveau des décideurs que d'une partie des citoyens. À qui veut bien les écouter, ils évoquent des situations récurrentes de rejet et de surtension au travail. Les crises suicidaires traduisent alors souvent dans leur fatalité un niveau élevé de risques psychosociaux. Plusieurs facteurs concourent à ce malaise qui s'installe parmi les forces de police : une flexibilité psychologique et émotionnelle (certains agents passent dans une même journée d'une posture d'assistance sociale à celle du maintien de l'ordre), le contact avec des morts violentes qui constitue de réels chocs psychiques d'autant plus qu'à l'ordinaire se sont ajoutés depuis cinq ans les risques d'attentats.

Aux mobilisations des effectifs face à la pire vague terroriste que la France ait connue, se sont ajoutées de nombreuses missions liées aux grands rendez-vous nationaux, parmi lesquels l'Euro 2016, les manifestations contre la loi travail, les fêtes du 14 juillet, l'accompagnement du Tour de France, les commémorations de la Première et de la Seconde Guerre mondiale, la gestion du mouvement des gilets jaunes, les déplacements au pays basque pour le G7... Ces débordements du temps de travail très fréquents génèrent d'autant plus de fatigue et de stress qu'ils se combinent à une absence ou à une récupération insuffisante.

Nombre de policiers ont choisi ce métier en raison de sa noblesse, allant de la protection des plus faibles au renforcement de la sécurité de chacun. Or, plus un métier est choisi en fonction de valeurs morales fortes, plus la confrontation à une réalité déconcertante entraîne un risque d'épuisement professionnel et donc un risque suicidaire accru.

À un bout de la chaîne, on constate une incompréhension grandissante entre un corps de fonctionnaires républicains cherchant à assumer correctement ses missions et une population qui se reconnaît encore mal en lui. À l'autre bout, l'instrumentalisation politique constante de la sécurité fait jouer à la police un rôle mal aisé. Entre les deux, les policiers s'épuisent face à la forte dégradation des conditions d'exercice d'un métier difficile et devenu plus dangereux.

Comment ne pas comprendre que ces mêmes policiers soient désormais en droit de se dire : « Pourquoi se mobiliser pour des gens qui nous ignorent ? Avec des risques de plus en plus insensés ? Pour une rémunération trop faible en regard de l'exposition et des violences subies ? Pour des résultats de plus en plus symboliques ? Pour des politiques qui nous manipulent. » Ces sentiments désagrègent l'engagement et l'implication des individus. Ils sont porteurs à la fois de risques psychosociaux pour ces fonctionnaires, mais aussi de risques de violence différée pour les citoyens, surtout pour ceux qui résident dans les endroits les plus exposés, les quartiers dits « difficiles ».

La revalorisation de l'image de la police et le changement du regard quotidien des citoyens seraient sans doute à même de desserrer en partie l'étau actuel qui étreint cette profession. Revaloriser l'image et l'action de la police revient à faire reconnaître l'action méconnue de ces femmes et de ces hommes qui, au nom de la sécurité, exposent leur vie. Au-delà de la répression, il s'agit de redécouvrir les autres aspects de leurs activités qui font sens en démocratie. Mais cet aspect nécessaire n'est pas suffisant ; un véritable plan ambitieux doit se mettre en place rapidement pour améliorer enfin la qualité de la vie professionnelle des policiers, et pour prévenir les futures crises suicidaires.

Cette situation se retrouve dans les autres métiers du maintien de l'ordre (gendarmes, pompiers, gardiens de prison, etc.).

Le suicide des chefs d'entreprise

Les responsabilités et les difficultés des dirigeants d'entreprise particulièrement des petites et moyennes entreprises et des artisans restent assez mal appréhendées par le grand public. Ces fonctions même si elles peuvent parfois conférer prestige social et avantages financiers demeurent éprouvantes et quand l'activité de l'entreprise décline, c'est souvent son responsable qui en est le premier affecté. Une forte corrélation existe entre le niveau de santé de l'entrepreneur et la viabilité de l'entreprise. On l'oublie mais les artisans, les responsables de PME se donnent souvent la mort, les statistiques ne sont pas précises mais on peut situer à environ 180 le nombre de décès par suicide des chefs d'entreprise en moyenne par an. Cette catégorie de la population passe pour être privilégiée de sorte que l'on ne s'attarde pas sur le sort de ces responsables alors que le suicide d'un enseignant, d'un infirmier à l'hôpital ou d'un salarié dans une grande entreprise peut émouvoir davantage le grand public. Pourtant les chefs de PME n'ont pas toujours un sort très enviable. Quand le rêve de la réussite sociale s'estompe et que l'échec arrive, une dure réalité enserre alors l'existence du responsable qui doit faire face à un cortège d'obligations réglementaires, en particulier le passage devant le juge, et de problèmes financiers qui, non surmontés, engendrent un état psychologique préoccupant. Dépôt de bilan, liquidation judicaire peuvent de plus conduire à une spirale, une absence de soutien par rupture des équilibres familiaux. Les artisans, les chefs de PME sont alors nombreux à se résigner au passage à l'acte. Traiter cette détresse psychologique n'est pas simple. Pour aider ces dirigeants, l'association Apesa (et le dispositif du même nom) s'est créée il y a quelques années à l'initiative de Marc Binier, greffier en chef du Tribunal de commerce de Nantes, et Jean-Luc Douillard, psychologue. Il y a deux façons de bénéficier de ce dispositif Apesa : les chefs d'entreprise contactent directement Apesa, ou une sentinelle, un magistrat, un avocat, etc. détecte un dirigeant en danger et lui propose une aide. Une plateforme d'assistance santé et prévoyance prend en charge le dirigeant dans les 24 heures pour établir un bilan psychologique. Il est totalement anonyme et mené par un professionnel. Selon le diagnostic, cinq consultations gratuites sont offertes au chef d'entreprise avec le psychologue le plus proche de chez lui et le plus adapté à sa situation. Ce nombre de consultations est suffisant pour faire passer les idées suicidaires du patient.

Les entrepreneurs sont ensuite rappelés six mois après pour un bilan. Ce système assure une réelle prévention puisque dans certaines villes comme Cherbourg ou Bordeaux, le suicide de chefs d'entreprises est en nette rémission depuis la mise en place du dispositif.

LES MUTATIONS DU TRAVAIL

« De plus en plus de suicides sont causés par le harcèlement moral. »

S'agissant d'un phénomène supposant une répétition fréquente des agressions sur une longue période, une action précoce de dépistage, d'information, de sensibilisation, concernant notamment l'encadrement, la représentation du personnel et les CHSCT, paraît indispensable.

Groupe des entreprises privées. Avis du Conseil économique et social sur le harcèlement moral au travail (2001)

Les pratiques de harcèlement moral ont pu contribuer dans de nombreuses circonstances professionnelles à des passages à l'acte suicidaire. La pratique nous enseigne dans les faits que dans ce type de problématiques, qui peuvent avoir des conséquences dramatiques, on retrouve avant tout une dimension organisationnelle, culturelle et managériale même quand seul un individu se trouve concerné, c'est ce qu'on appelle le harcèlement moral institutionnel en milieu professionnel. Le harcèlement prolifère ainsi plus en raison de ces dimensions organisationnelles et managériales que de la seule perversité humaine qui demeure bien sûr présente.

Le travail en effet occupe une place centrale dans nos existences, il reste par excellence le temps de la socialisation. À l'heure où les familles se rétrécissent, où les églises et les temples se vident, où le folklore des villages n'est plus, où le milieu associatif se réduit aux activités autour des enfants, le travail occupe une place centrale dans le lien social. Les Français plus que les autres Européens d'ailleurs surinvestissent le lien social professionnel. Aussi, quand l'individu affronte une hostilité permanente sur son lieu de travail sous la forme d'un harcèlement, il peut très rapidement en être profondément affecté, très certainement en raison de la persistance d'un chômage de masse qui ne s'est jamais réellement résorbé depuis la fin des années 1970 avec la mise en œuvre des premières grandes restructurations dans la sidérurgie. Aujourd'hui un million de demandeurs d'emploi sont en dehors du travail depuis au moins deux ans. Et deux millions sont à la recherche d'un emploi depuis au moins un an, comme l'explique la sociologue Danièle Linhart dans son livre *La Comédie humaine du travail*. Cette précarité sociale conduit les individus à intégrer une précarité virtuelle quand ils sont en poste de travail. Les actifs dans le secteur privé redoutent un licenciement qui peut être synonyme après 50 ans d'une longue période de chômage, voire d'une impossibilité à revenir sur le marché du travail pour s'y réinsérer. Ils adoptent alors des comportements de sur-engagement et/ou de soumission excessifs coûteux sur le plan psychique. En bref, quand ils doutent de leurs compétences ou de la confiance de leur employeur, ils s'inscrivent dans une logique sacrificielle. Ainsi, ils démontrent leur loyauté à leur employeur et leur attachement à leur travail. Cette précarité virtuelle les conduit aussi à ne pas prendre trop d'initiatives sous peine de se mettre en risque, en cas d'échec ou d'erreur. Cette précarité durement intégrée leur confère une forte anxiété et les conduit à accepter parfois un management non adapté.

Dans nos travaux d'expertise et de conseil au sein des sphères professionnelles privée ou publique, nous avons eu souvent à connaître des situations où les victimes tourmentées semaine après semaine par des pratiques malveillantes, maltraitantes, attaquant leur dignité et leurs conditions de travail ont décidé d'abandonner et de sortir du jeu, parfois même se donner la mort pour faire taire une souffrance que rien ne compensait.

Les effets psychologiques et relationnels du harcèlement

Au départ, la victime ne comprend pas ce qui lui arrive, elle ne pense pas à se défendre, persuadée qu'il s'agit d'une simple erreur de jugement facile à corriger. Cela l'amène parfois à rentrer dans le jeu du ou des harceleurs en essayant de lui prouver qu'elle fait bien, qu'elle est digne d'intérêt. Si elle a une personnalité qui l'y incite, elle proteste, mais quelle que soit son attitude, elle est forcément confrontée à l'hypocrisie de celui ou de ceux qui veulent l'obliger à se soumettre, ou à se démettre, en la poussant à la faute.

Le ressort du processus de harcèlement est bien le non-dit. Certes, le harceleur peut aussi utiliser des moyens plus explicites, plus brutaux, mais il fait toujours en sorte qu'ils surviennent à l'abri du regard des autres et il proteste de sa bonne foi si la victime vient à s'en plaindre à ses collègues.

C'est là d'ailleurs la deuxième condition de la « réussite » du harcèlement : mettre les collègues de travail du côté du harceleur de façon à isoler la victime qui se trouve alors dans l'obligation de s'interroger sur elle-même, puis de se considérer comme fautive de ce qui survient. La personne harcelée se trouve dans la quasi-obligation de prouver sa bonne foi et sa compétence.

Elle finit par s'épuiser à participer à ce jeu pervers dont elle n'a pas la clé, puisque seuls le ou les harceleurs la possèdent.

La victime vit ainsi une véritable situation d'emprise psychique, n'ayant plus d'autre choix que la révolte bruyante, la faute ou la soumission, soumission qui ne sera jamais satisfaisante pour le harceleur – il en faudra toujours plus – l'essentiel étant ailleurs : le départ de la victime dans l'humiliation.

Pour la personne harcelée, la seule façon de stopper cette évolution serait de rentrer dans un conflit ouvert, de le rendre explicite, mais la force du harceleur réside dans sa capacité à éviter une telle confrontation.

Culpabilité, protestation inefficace, sentiment d'abandon par l'entourage, épuisement, vont progressivement amener la victime à un état d'incapacité psychique qui nécessitera une prise en charge médicale, voire un arrêt-maladie avec, parfois, une évolution très défavorable.

D'un point de vue médical, la victime est souvent sujette à un syndrome de stress traumatique caractérisé par de nombreuses manifestations et d'abord par l'angoisse d'être chaque jour, à la reprise du travail, confrontée à cette situation sans issue : se rendre à l'entreprise, prendre son service en éprouvant une peur intense et parfois même une véritable panique.

À ces signes anxieux s'ajoutent des manifestations dépressives : perte de confiance en soi, repli, impuissance à agir provoqués par la culpabilité ressentie, le sentiment d'abandon, le caractère vexatoire, humiliant de certains propos et comportements du harceleur.

La victime vit avec le sentiment qu'elle ne peut échapper à ce qui lui arrive et qu'elle ne connaît aucun moment de répit : au travail, elle est sur le qui-vive et lorsqu'elle en sort, elle continue à y penser, même la nuit, à travers des insomnies ou des cauchemars intrusifs.

D'autres troubles peuvent apparaître : atteinte somatique avec troubles de la conduite alimentaire (amaigrissement ou boulimie), fatigue, troubles de la sphère digestive, troubles de la sphère gynécologique de gravité variable pouvant aller jusqu'au cancer du sein ou de l'ovaire. D'autres complications, comme la rechute cancéreuse, ont été observées chez les hommes comme chez les femmes.

À ces manifestations physiques pourront s'ajouter des atteintes cognitives avec perte de mémoire, difficultés de concentration, manque de logique.

L'ensemble de ces symptômes met à mal les compétences et la qualité relationnelle de la victime qui doit souvent recourir à l'arrêt de travail pour soins. Ainsi les personnes harcelées consomment 4 fois plus d'anxiolytiques, 9 fois plus de somnifères, 5 fois plus d'antidépresseurs que les non-harcelées. Le pourcentage d'arrêts maladie est plus élevé chez les personnes harcelées : 23 % contre 8 % chez les non-harcelées, avec 5 fois plus de jours d'arrêt par personne.

Le médecin du travail peut même décider la mise en incapacité de la victime. Notons qu'il s'agit dans ce dernier cas d'une décision paradoxale, mais rendue nécessaire par l'état de la victime, puisqu'elle accomplit en quelque sorte la volonté du harceleur : se débarrasser de ce travailleur.

Le harcèlement moral a de nombreuses répercussions sur la santé des victimes et également sur les rapports avec leur entourage. En effet, la personne harcelée ne sait pas mettre des mots sur sa dépression et cela rend difficile l'aide que souhaite lui apporter sa famille qui n'identifie pas le problème.

« J'ai perdu toute confiance en moi, je n'osais plus prendre la parole devant quelqu'un parce que j'avais peur de me faire mettre en boîte ou envoyer promener. J'avais peur de tout et de tout le monde. J'étais incapable de faire autre chose que d'aller chercher mon fils à l'école. Je fuyais les gens, j'avais l'impression d'être fautive de tout, on m'avait tellement conditionnée que j'avais toujours tort quoi que je dise, chez moi je me justifiais auprès de mon mari si le repas avait cinq minutes de retard. J'étais coupable de tout. »

La gravité de la symptomatologie, notamment dépressive, peut amener à un passage à l'acte suicidaire qui peut être déclenché par une décision médicale d'incapacité de travail ou de mise en invalidité, par une agression venant s'ajouter au processus insidieux permanent ou par une menace explicite de licenciement.

Des observations nationales et internationales permettent d'établir un portrait type du harcelé, même si tout le monde peut être victime à un moment ou à un autre de harcèlement. Il s'agit le plus souvent d'une femme, âgée de plus de quarante ans, souvent seule, séparée, chargée de l'éducation de ses enfants qui ne peut donc pas envisager de quitter son emploi. Elle résistera alors au harceleur jusqu'à ce qu'elle craque psychologiquement, jusqu'au passage à l'acte.

Autres formes de harcèlement moral

Le harcèlement moral ne se rencontre pas exclusivement dans la sphère du travail, on le retrouve aussi dans le couple où il rejoint alors le grave problème des violences conjugales dont on sait qu'elles peuvent se compliquer par le suicide de la victime, mais plus souvent encore par son meurtre.

Le « Grenelle des violences conjugales » a mis en lumière la fréquence des situations harcelantes dans le couple, pouvant forcer la victime à un geste suicidaire pour échapper à son bourreau ; de telles situations sont intolérables et il est urgent que toutes les mesures soient prises pour éloigner l'auteur violent et prévenir le passage à l'acte de sa victime (rapport ONS 2016, Jean-Luc Douillard).

Le harcèlement de rue est, lui, désormais pénalisé depuis la loi du 1er août 2018. Nous ne disposons pas encore de suffisamment de recul pour apprécier les méfaits psychologiques et relationnels de tels comportements que l'on retrouve principalement dans les transports publics.

Harcèlement chez les jeunes et cyberharcèlement

Être victime de harcèlement augmente les idées suicidaires, l'effet étant plus fort lors de cyberharcèlement, en raison de l'audience plus large recueillie sur le web et les réseaux sociaux, et du fait que le harcèlement en ligne peut laisser des traces plus durables. Aucune différence entre les filles et les garçons n'est mise en évidence, ni entre les moins de 13 ans et les jeunes plus âgés.

Des travaux sur une longue période montrent que les effets du harcèlement peuvent perdurer au-delà de quelques années (anxiété, troubles comportementaux, idées suicidaires). Ceux qui sont témoins de harcèlement mais sans être directement concernés présenteraient aussi un risque plus important de comportements suicidaires peut-être lié à leur culpabilité de n'avoir rien fait.

Le harcèlement chez les jeunes est un facteur parmi d'autres contribuant aux comportements suicidaires, il est souvent associé à de nombreux autres facteurs de risque (violence familiale, impulsivité, faible lien avec les parents et les adultes, échec scolaire, usage de tabac et de drogues…).

Depuis la publication en 1998 de l'ouvrage fondateur de Marie-France Hirigoyen *Le Harcèlement moral, ou la violence perverse au quotidien*, on a pris conscience de la place de ce comportement personnel mais aussi collectif, voire institutionnel, dans les relations humaines et de ses effets particulièrement morbides sur les victimes. Il n'est pas trop exagéré de souligner que le harcèlement moral, tant dans la sphère privée que dans la sphère publique, est devenu un grave problème de santé publique.

La crise suicidaire de France Télécom et le verdict historique du tribunal correctionnel de Paris

Certaines pratiques de gestion peuvent être considérées comme relevant d'un harcèlement moral institutionnel. Ce jugement fera jurisprudence pour apprécier désormais la gouvernance des salariés et fonctionnaires en France. L'entreprise France Télécom était critiquée en raison d'une vague suicidaire. Mis en examen avec son équipe dirigeante le 4 avril 2012, Didier Lombard, tous les prévenus et la personne morale ont été condamnés pour harcèlement moral ; les trois principaux dirigeants à un an de prison (peine maximale prévue par la loi) dont huit mois avec sursis. Les prévenus condamnés ont relevé appel de ce jugement mais la direction de France Télécom/Orange l'a accepté avec sagesse pour panser les plaies et aller de l'avant.

La procédure judiciaire engagée à l'initiative des syndicats a retenu près de 150 parties civiles demandant réparation, 19 victimes se sont suicidées. Cet état démontre bien que l'ensemble des salariés et agents de France Télécom a été impacté par ce harcèlement moral « managérial ». Ce jugement essentiel ne peut hélas satisfaire les victimes et leur famille tant les peines apparaissent faibles en regard de la perte d'un être cher ou des souffrances subies. Le cabinet Technologia, cité à 43 reprises dans ce jugement, a travaillé près d'un an avec plus de 30 experts au sein de France Télécom pour juguler cette crise aux côtés de la nouvelle direction et des organisations syndicales. Ainsi loin de se réduire à un conflit individuel qui suppose un lien direct entre l'auteur présumé des faits et la victime, le harcèlement moral dans sa forme institutionnelle peut être évoqué désormais par les victimes en raison de ses racines profondes dans l'organisation du travail et le management.

« La mobilité professionnelle peut être une cause de suicide. »

Il semble alors adéquat d'engager la responsabilité de l'employeur en ce qu'il y a en quelque sorte homicide involontaire, on pourrait même peut-être parler de provocation au suicide ?

Jennifer Veerapen, « Le suicide lié au travail : qualification, causes, responsabilité de l'employeur ? », *Village de la Justice*, 26 avril 2007

La mobilité professionnelle s'avère plus avantageuse pour l'employeur qu'un recrutement extérieur. La personne qui est promue ou qui change de poste est bien identifiée, elle connaît la culture de l'entreprise et ses métiers. Elle pose donc moins de soucis immédiats d'intégration, voire de management. Qui plus est la mobilité envoie un signal fort à l'ensemble de la communauté, en signant une fidélisation. Elle incite à l'effort collectif. L'ascenseur social ou transversal fonctionne et récompense les salariés investis et la perspective de promotion renforce la valeur travail au sein des équipes. La justice organisationnelle y trouve son compte car il apparaît plus juste de confier un poste à responsabilités à une personne issue du rang qu'à un étranger souvent plus coûteux et qui prendra des mois à découvrir l'entreprise, ses employés et sa culture.

Pour une grande partie des salariés la mobilité demeure ressentie comme une évolution positive de leur carrière. Au prix d'un challenge à tenir, c'est en effet un tremplin idéal pour changer de travail après avoir fait ses preuves dans un poste précédent. La mobilité récompense dans ces conditions un investissement préalable, elle couronne des mois ou des années d'efforts si ce n'est une réussite au sein d'un collectif. Cette opportunité de promotion améliore dans ce cas les chances d'une meilleure rémunération. La mobilité favorise aussi le renouvellement du rapport à l'activité professionnelle quelquefois à la suite d'une certaine lassitude dans le travail, ou encore en raison d'une routine ou d'une pénibilité devenue difficile à supporter. La mobilité géographique avec ou sans mobilité fonctionnelle peut aussi servir le bon déroulement du parcours professionnel quand elle est librement consentie et accompagnée.

En revanche, il arrive que cette évolution s'impose à des personnes qui n'ont rien demandé ou qui voient même la proposition de leur hiérarchie comme une régression de leurs conditions de travail.

Au cours de la grande crise suicidaire de France Télécom de 2005 à 2010, cette thématique de l'obligation de mobilité fonctionnelle et/ou géographique est revenue à plusieurs reprises pour expliquer certains passages à l'acte suicidaire en particulier pour les agents en charge de l'installation des câbles téléphoniques ou de l'entretien des réseaux. Les infrastructures sont devenues de plus en plus performantes en couvertures haut débit, permettant la généralisation du téléphone mobile apparu en 1986. Les mutations technologiques se sont accélérées et ont permis une montée en puissance du téléphone sans fil. Elles ont généré des effets d'éviction pour des activités qui occupaient des milliers d'agents pour la plupart fonctionnaires. Ces personnels dont le métier s'apparentait plus à des fonctions de travaux publics étaient ainsi affectés à un autre emploi. L'opérateur

France Télécom, confronté à une forte concurrence sur son marché intérieur, a fait le choix pour ce profil de personnel d'une mobilité vers des plateformes téléphoniques qui se développaient alors en soutien aux clients. Les agents habitués à tirer des câbles par tous les temps au grand air se sont retrouvés du jour au lendemain sans préparation, confinés dans ces espaces avec un sentiment de destruction de leurs conditions de travail. L'enfermement décrit par les victimes ou leurs proches a démontré après coup qu'il aurait mieux valu imaginer d'autres solutions que cette contrainte en mobilité fonctionnelle parfois insupportable pour ces populations. C'est pourquoi a été évoquée *a posteriori* la création d'une filiale de travaux publics qui aurait pu employer ces agents pour assurer des prestations de services en sous-traitance des sociétés de BTP.

Même quand elles sont désirées par les salariés, des mobilités fonctionnelles ou géographiques peuvent s'avérer des pièges redoutables. Une mobilité transversale désirée peut aboutir à un poste plus difficile à tenir. Ainsi un informaticien d'une cinquantaine d'années était salarié d'une filiale d'une entreprise automobile. Il désirait rejoindre le centre technologique de cette firme ou étaient conçus tous les modèles du groupe. Il redoutait en effet que la filiale ne soit vendue et qu'il perde les avantages du salariat dans cette grande entreprise. Une première fois sa candidature est rejetée par le service d'évaluation et de gestion des mobilités de la multinationale. Il tente à nouveau sa chance l'année suivante après avoir renouvelé sa volonté d'assurer ce passage. Le service d'évaluation finit par accepter qu'il rejoigne une entité du centre de recherche. Certaines faiblesses dans son spectre de compétences avaient pourtant été soulignées relativement aux exigences de logiciels de dernière génération. Il rejoint une équipe composée essentiellement de jeunes formés aux technologies de pointe. La formation et l'entraide par le collectif ne fonctionnent pas. L'informaticien se trouve assez vite en décalage avec les rythmes contraints de délivrance et les exigences de qualité. Il tente de s'adapter en travaillant tard le soir et en se formant les fins de semaine sans vraiment parvenir à se mettre à niveau. À la traîne, l'informaticien est malgré tout soutenu par son encadrement, mais avec les mois il apparaît que le fossé technique devient aussi relationnel avec le reste de l'équipe. Quelques sarcasmes l'ont blessé. Les tensions, les débordements, le peu de répit qu'il se laisse, l'impossibilité d'accomplir le travail de qualité qui lui est dévolu, tous ces facteurs le conduisent à entrer dans un processus de stress chronique et d'épuisement. Un soir à la sortie tardive de son travail, il se noie dans un étang à proximité.

En France, la gestion de ces évolutions professionnelles apparaît en pratique peu adaptée. Réussir une mobilité suppose de cerner au plus près les compétences requises et les diverses exigences pour tenir le poste cible dans un cadre donné. Il convient à partir de cette analyse de rapprocher ces compétences requises des compétences réellement acquises par la personne candidate ou plus ou moins sollicitée. Si les compétences acquises ne correspondent pas totalement aux besoins, il convient alors de procéder à une mise à niveau par une formation adaptée. L'aide à la réussite passe aussi par la mobilisation d'un tutorat bienveillant pour accompagner la personne à prendre son poste et à accomplir sa nouvelle fonction. L'étayage demeure crucial afin de réunir les conditions du succès pour la personne qui se lance, perd ses anciens repères, doit en créer de nouveaux et acquérir les bonnes pratiques souvent dans une nouvelle équipe. L'étayage assure une prise de fonction moins risquée et moins douloureuse. Quand existe un dispositif de soutien, de vigilance et de suivi de la mobilité sur un an, on peut réagir à temps et situer la nature des difficultés afin d'établir les points d'étirements, c'est-à-dire les actions dans lesquelles les connaissances ne sont pas encore devenues des compétences avérées. Éviter de générer un stress inutile et dévoreur d'énergie chez la personne passe par une correction rapide des premières dérives quitte en cas d'inadaptation au poste à faire jouer une clause de retour pour revenir à la situation antérieure.

Dans toutes les mobilités fonctionnelles, la possibilité d'un échec dans la prise de responsabilité ou dans l'évolution vers un nouveau poste devrait être mise en discussion, elle devrait faire l'objet d'une concertation, et d'une clause de retour, or cette issue n'est que très rarement envisagée. Le candidat est condamné à la réussite. Et s'il ne réussit pas, malheur à lui, il portera l'infamie de ce revers car les discussions qui n'ont pas eu lieu auparavant pour bien anticiper les nouvelles fonctions et les accompagner auront pour finir peu de chance de se tenir après. Il aura failli tout simplement et portera la responsabilité du fiasco.

Les dirigeants d'entreprise ne se tiennent pas toujours à l'exigence d'une bonne préparation pour les mises en responsabilité. Un poste doit être pourvu, le choix pour l'affectation se réalise en raison d'un casting qui porte plus sur l'appréciation de la réussite antérieure du postulant qui peut être plus ou moins désigné pour tenir le nouveau poste. Le candidat dans le passé « y est arrivé », et donc il a démontré toutes les qualités pour réussir à nouveau dans ce poste qui lui est proposé. Dans les faits le travail réel en devenir est en partie occulté. Il y a une forme de cécité de la part des gestionnaires à ne pas appréhender les conséquences potentielles des choix parfois imposés à ceux qui les acceptent dans une asymétrie d'informations, ne connaissant pas les affres futures auxquelles ils s'exposent.

Cette logique conduit fréquemment à minimiser les gênes, les manques, voire les empêchements qui s'exercent lors de la prise de ces nouvelles responsabilités. La personne désignée ou volontaire va tenter de tenir le poste et d'être à la hauteur de la reconnaissance qui lui est dévolue. Au prix de nombreux efforts elle parvient généralement à se transcender, à acquérir de nouvelles compétences et à accomplir sa mission. Pour cela elle se surinvestit et sacrifie ses temps libres pour s'accrocher à son challenge.

Malheureusement lorsque ce surengagement débouche sur un échec, la personne perd la reconnaissance de sa hiérarchie, voire de ses collègues. Elle commet des erreurs dans ce poste nouveau qui ne lui convient pas. Elle en prend conscience. Elle redouble d'efforts pour s'adapter sans toujours y parvenir. L'activité débridée peut conduire alors à une forme d'effondrement psychique, émotionnel et physique que l'on désigne sous le nom de burn-out. Ce syndrome d'épuisement professionnel est un facteur prédictif de suicide.

Des mobilités mal préparées peuvent aussi conduire à un autre extrême et plonger la personne dans une forme de léthargie. La perte de repères et la mise au placard plus ou moins volontaire déploient leurs effets redoutables sur le psychisme de la personne qui peut basculer vers un acte suicidaire.

Quand la mobilité professionnelle réussit et que les résultats obtenus récompensent les efforts consentis, l'être humain se renforce en surmontant l'adversité. Mais si l'échec vient couronner les tentatives d'élévation, le sujet peut s'en trouver démoli physiquement et psychiquement. La réussite suppose d'énormes sacrifices, l'échec peut conduire à la dépression, voire à la crise identitaire.

La gestion d'une mobilité professionnelle impose donc une certaine lucidité et la mise en place de jalons de protection. Une clause de retour ou une clause de sortie doivent être envisagées dès le départ avant une éventuelle dégradation et si possible par écrit. Une supervision et un tuteur agissant en coordination favorisant l'implication et l'avancée vers la réussite qui elle-même peut être renforcée par un apport en compétences et un soutien du collectif. De même les objectifs à atteindre ne doivent pas être trop ambitieux à court terme mais plutôt déterminés, pour une partie, à au moins 4 ans. Cela afin d'éviter une fuite en avant qui s'achève par un départ laissant à la charge de la personne suivante les problèmes à gérer.

Les risques cachés de la mobilité incitent à la prudence. Le choix de l'investissement dans un nouveau poste doit être mûrement réfléchi par les intéressés et les écueils éventuels doivent être recherchés pour s'en prémunir. En revanche une mobilité bien préparée reste une aventure qui permet de découvrir de nouvelles potentialités en soi et de nouvelles perspectives. Favoriser l'investissement dans le travail ne consiste pas à restreindre ou refroidir les enthousiasmes de départ sous prétexte des risques putatifs mais au contraire à bien baliser les évolutions futures de manière concrète pour permettre à chacun de se prendre en main et de se réaliser autant que faire se peut dans sa vie professionnelle.

« Le suicide est lié à l'épuisement professionnel. »

Les suicides et les tentatives de suicide liés au travail sont des phénomènes relativement récents dans la plupart des pays occidentaux.

Pierre Chaudat, Dany Gaillon et Thierno Bah, « Suicide au travail : les DRH face à la "conspiration du silence" », *The Conversation*, 2019

L'épuisement professionnel, qui commence à être bien identifié, peut provoquer un passage à l'acte suicidaire. Un passage à l'acte intervient souvent lorsqu'une personne est totalement épuisée. La moindre difficulté lui paraît alors insurmontable. Elle ne sent aucune ressource pour affronter cette énième demande qui en temps normal n'aurait pas été forcément très perturbante. La personne peut dans cet état d'épuisement se mettre en grand danger. Une envie forte s'empare d'elle et la pousse à passer à l'acte sans forcément en mesurer les conséquences. Cette impulsion (ou raptus) qui est à la limite de l'acte volontaire et du réflexe, aboutit à une perte de contrôle de soi en raison de cette envie soudaine et impossible à raisonner. La personne peut commettre un acte violent susceptible d'entraîner une automutilation ou bien un suicide.

Le cabinet Technologia, après avoir eu à traiter les crises suicidaires survenues au Technocentre Renault, à Guyancourt, et chez France Télécom en 2009, a réalisé une grande étude, en 2014, sur la montée du syndrome d'épuisement professionnel en France qui montrait qu'environ

3 millions d'actifs étaient exposés à un risque élevé d'épuisement professionnel. Ce qui pour autant ne veut pas dire que 3 millions d'actifs seront victimes d'un burn-out. Cette étude a joué comme un révélateur dans notre société et les langues se sont déliées, les esprits se sont éveillés, une campagne de communication reprise par les politiques de tous bords s'est enclenchée. Le phénomène n'est plus occulté.

Mais avant tout il faut savoir de quoi on parle. Les mots ont leur importance dans ces disciplines peut être plus que dans d'autres. Qu'est-ce qu'un risque ? Le risque n'est pas le danger même si souvent les définitions les réduisent au rang d'homonyme. Prenons un exemple, l'électricité est une source d'énergie qui est potentiellement aussi une grande source de danger, porteuse de préjudices possibles pour les êtres humains : l'électrisation ou plus grave encore l'électrocution. Le risque peut se définir comme la probabilité pour un individu d'être exposé à un danger et en conséquence de subir un préjudice. Le risque sera ainsi très différent pour deux agents d'EDF en situation d'intervention. Le premier, appelé à travailler dans des nacelles en hauteur sur des lignes à haute tension, est exposé à un risque très élevé, le second qui œuvre à de simples modalités de contrôle dans la camionnette en supervision à un risque quasi-nul.

En bref, la formule « exposition élevée au burn-out » nous indique qu'une source de danger peut être présente au sein de la structure professionnelle, que celle-ci soit privée ou publique, et contraint le cas échéant à un risque les individus au cours de leur travail.

Les sources de danger en cela renvoient au management, aux conditions d'exercice de l'activité et donc à des situations concrètes de travail. Sémantiquement le terme syndrome d'épuisement professionnel doit donc être envisagé non pas simplement sous le seul angle médical de la prise en charge mais également sous l'angle de l'organisation du travail, du management et donc de la prévention.

Cette étude a permis à partir de dizaines de cas d'épuisement professionnel recensés de dresser une typologie, largement reprise désormais et qui permet une description en quatre étapes du processus d'épuisement professionnel pouvant conduire à la phase finale : l'effondrement.

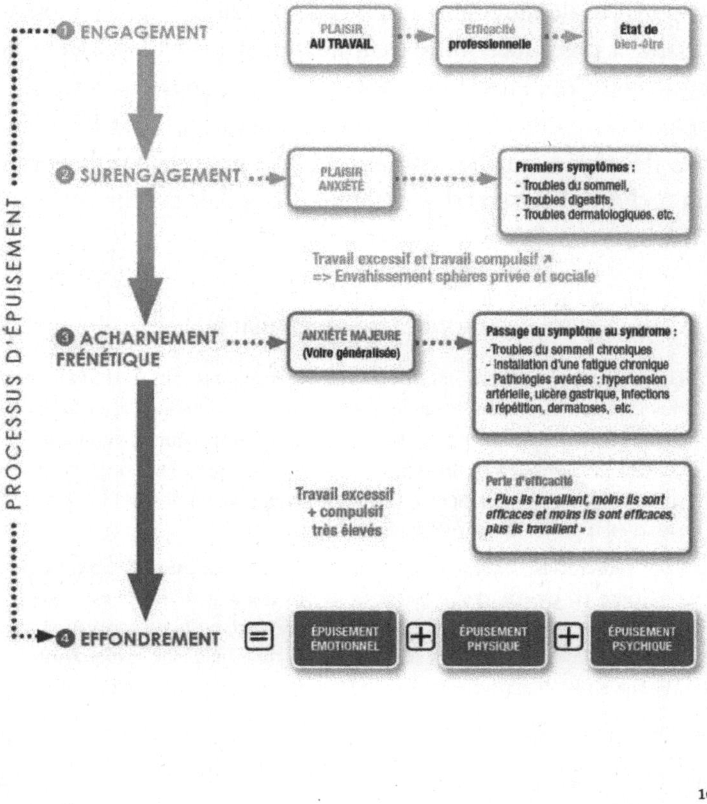

L'effondrement clôt la dernière phase de ce long processus. À ce stade, la personne a perdu toute capacité d'initiative qui lui serait favorable. Elle perd son pouvoir d'agir et son estime de soi. L'espoir de parvenir à surmonter ses difficultés professionnelles s'évanouit. Elle montre un retrait émotionnel quasi-total (apathie) et du cynisme par rapport aux événements de travail marquants, un manque de flexibilité à toute demande de changement, et l'impossibilité d'exprimer son incapacité de continuer à réaliser son travail.

Sur le plan comportemental, la personne n'est plus capable d'empathie, de compassion, de soutien envers autrui qui est réduit à l'état d'objet. Ce cynisme est à l'origine de comportements plus graves : dénigrement systématique de l'entreprise, violences verbales et physiques, voire maltraitance sur autrui (patients, collègues, collaborateurs, fonctions support, usagers, clients...).

Dans cette étude, les victimes relataient leur état d'esprit au cœur de la crise qu'elles vivaient. Leur donner la parole permettrait à chacun de sans doute mieux percevoir la détresse qui les éprouve.

Les suicides des soignants

Les soignants médecins, infirmières, aides soignantes etc. surchargés de travail sont très concernés par les pathologies du surmenage et de la solitude. Selon le docteur Eric Henry, président de l'association Soins aux personnels en santé (SPS), un soignant sur deux est ou a été concerné par un syndrome d'épuisement professionnel dans sa carrière et 14 % des personnels de santé ont des conduites addictives.

Pour réduire les risques de passage à l'acte, l'association SPS propose une prise en charge des professionnels dès que la souffrance est détectée afin de les accompagner, ce qui suppose une meilleure connaissance des réseaux vers lesquels les diriger et une communication renforcée des réseaux de soutien psychologique par les organisations professionnelles.

L'incapacité vécue s'associe à un fort sentiment d'inutilité et d'incompétence générant un état d'anxiété extrême. Classiquement le burn-out décrit par Maslach comporte ces trois dimensions : l'épuisement émotionnel, la dépersonnalisation dans sa relation à autrui et la perte de l'estime de soi. C'est aussi à ce stade que l'on peut observer les pathologies associées les plus graves : AVC, menace d'infarctus du myocarde, hernie discale, etc. qui seront aussi parmi les déterminants de la guérison ultérieure.

Le stade de l'effondrement est donc souvent celui de la maladie dépressive. Le risque de passage à l'acte suicidaire est alors majeur. Il n'existe pas de statistique précise sur les suicides avec imputation professionnelle. Et encore moins sur le nombre de décès par suicide en raison d'un épuisement professionnel. Mais le cabinet Technologia estime qu'un tiers des crises suicidaires rencontrées, depuis 1997, résultait d'un syndrome d'épuisement professionnel.

Il est bien connu que la pression liée à une suractivité peut mener à des idées suicidaires. Mais *a contrario* une sous-activité ou « bore out » peut tout autant conduire à un sentiment profond de dévalorisation, et entraîner une dépression, voire un suicide.

L'ennui au travail, la sous-activité ou le bore-out peuvent conduire à la crise suicidaire

À l'ouverture de la crise, il y a déjà 4 ans, Marie Françoise était déjà un peu larguée dans son travail de programmatrice dans cette grosse SII informatique. Pas d'augmentation depuis dix ans. À 53 ans, elle est encore loin de la retraite. Sa paye tombe chaque mois bien sûr, mais elle semble ne plus faire grand-chose. Depuis de nombreuses semaines, elle se trouve le plus souvent en inter-contrats, c'est-à-dire sans affectation précise chez un client. Elle-même ne se sent plus au niveau.

« J'ai un simple vernis technique désormais ! » La même se vantait auparavant, et soulignait la technicité de son métier et ses connaissances opérationnelles dans les logiciels dernier cri. Une rupture souterraine s'est effectuée. Sans doute quand elle a été confrontée à des difficultés sur une mission dans une banque après avoir été arrêtée un long moment pour une hépatite. Ou alors elle s'est isolée lorsqu'elle a refusé de poursuivre dans la voie du management qui lui avait été proposée par sa hiérarchie « Après quelques mois on me demandait des choses qui ne me semblaient pas clean ! J'étais pas bien dans cette fonction. J'ai préféré retourner sur le terrain. Cette courte expérience en position de manager m'a beaucoup appris. Même si je pense que j'ai laissé en l'interrompant une mauvaise image à ma hiérarchie. J'avais été choisie. Promue ! Et je me dérobais. Ils n'ont pas compris. Mais en tous les cas après je ne faisais plus partie des bons. »

Elle a perdu pied. Elle qui pendant des années avait enchaîné des missions délicates s'est trouvée désœuvrée, au placard. Les missions se sont interrompues. Elle a cherché à s'accrocher dans son métier sans vraiment y parvenir, elle a tenté de s'occuper comme elle le pouvait. De se rendre utile. De retrouver une reconnaissance de la part des autres collègues dans ce milieu de travail si exigeant. Faisant preuve d'initiative elle a proposé de s'impliquer sur des appels d'offres, de contribuer à sa mesure à la gestation des réponses. Et puis la crise identitaire a empiré. Ardemment elle désirait se recycler car en ne travaillant pas on n'entretient pas dans le secteur informatique son employabilité. « On est vite obsolète » dit-elle. « Et puis on est de plus en plus en concurrence avec des jeunes frais arrivés de la faculté. Ils sont moins chers. ».

Elle achève malgré tout un bilan de compétence payé par la société. Mais le moral est vacillant. « Il faudrait que je quitte la boîte mais je ne peux pas ! J'ai encore mon fils à charge. Et tout le reste ! J'ai regardé à droite à gauche. Si je sors après 29 ans d'activité j'aurais au maximum 1 an de salaire. C'est plafonné chez nous. Comment faire pour repartir ? Heureusement que Gérard [son époux] n'a pas de problème dans son boulot ! Peut-être pourrais-je me recycler dans le social ? Mon coach, payé par la boîte pour me diriger vers des solutions externes à l'entreprise, m'aide dans le bilan et me dit que je me suis trompée de voie. Que ma voie c'est le social. La relation humaine ! Il m'a même dit que si j'avais été plus jeune j'aurais pu travailler chez lui à faire passer des bilans de compétences ! En clair je suis trop vieille pour me reconvertir. » Elle parle de rémunération. « J'ai regardé les rémunérations. Les métiers de conseil en RH sont en-dessous, largement, de ce que je gagne. Je ne peux pas me permettre de perdre 30 % de salaire. » Elle doit être prudente. À moins d'une vraie rupture qui tienne compte de ses droits acquis en raison de ses presque 30 ans dans cette structure. Son époux lui conseille de tenter de tenir en s'investissant ailleurs.

« Heureusement mon couple est solide et on a déjà su traverser plusieurs épreuves. Mon époux est conscient de ce qui se passe. Il m'aide comme il peut. Les enfants comprennent moins bien. Ils sont ailleurs, entre adolescence ascendante et adolescence prolongée. Ils ont peu d'attention et de soutien pour moi mais je ne leur en veux pas. C'est normal qu'ils pensent à eux ! À leur vie ! Moi la mienne, elle est derrière moi ! » Sa profonde dépression a bouleversé toute son équipe. La crise suicidaire que chacun redoutait est survenue. Violente mais l'issue n'a pas été létale. Elle est restée toutefois plus de 9 mois en arrêt maladie.

Par chance, un nouveau DRH est arrivé dans l'entreprise. Il a fait le pari de lui redonner goût au travail. Il s'est occupé d'elle méthodiquement, patiemment, peu à peu il est allé la chercher, en la soutenant pour l'habituer à une reprise progressive du travail. Il l'a rassurée sur ses compétences, sur sa capacité à faire face, cela pour faire taire ses angoisses qui la vidaient de toute énergie. Elle a même été requalifiée sur un nouveau logiciel à forte valeur ajoutée. Peu à peu elle a repris goût au travail, aidée de tous… elle est presque autonome désormais… elle est revenue dans le rythme…

« Le chômage augmente le risque suicidaire. »

Le taux de suicide varie en raison inverse du degré d'intégration des groupes sociaux dont fait partie l'individu.

Émile Durkheim

La santé des chômeurs semble n'intéresser personne : ni les professionnels de santé, ni les chercheurs en santé publique sauf quelques rares équipes souvent isolées, ni surtout les pouvoirs publics qui, jusqu'à aujourd'hui, sont restés sans réaction face à ce fléau, la courbe du chômage les intéressant plus que le bien-être des chômeurs. Cinq millions de chômeurs en France, 27 millions en Europe ; le chômage est un phénomène lourd de conséquences. L'inactivité forcée constitue une menace et un risque pour la santé de chaque chômeur pris individuellement ; et elle est toujours une épreuve pour l'entourage.

Pour aborder la question de l'effet du chômage sur la santé il faut évoquer l'événement déclenchant : le moment de la perte de l'emploi, suite à un licenciement, dans le cas par exemple d'un plan social (les plans sociaux représentent environ 5 % de l'ensemble des licenciements), suite à un dépôt de bilan pour l'artisan, le commerçant, ou suite à la fermeture de l'exploitation pour l'agriculteur. Ce moment est en lui-même générateur de troubles qui peuvent être majeurs sur le plan psychologique et sur la santé globale parce qu'il représente un événement psychotraumatique.

Un sentiment de honte et de culpabilité pourra être ressenti comme si le licencié avait perdu son travail de sa propre faute, comme si lui seul était en cause et non la réalité économique ou une certaine gestion de l'entreprise.

Une véritable rumination sur les derniers événements vécus dans l'entreprise, les relations avec les collègues et la hiérarchie, accompagnée d'une sensation d'échec et d'impuissance, pourra se transformer progressivement en une « perte d'estime de soi », l'un des premiers symptômes de l'état dépressif.

Le chômeur, comme tout traumatisé, peut aussi chercher à échapper à ce climat de rupture, de perte et d'échec par la consommation de plus en plus marquée de substances psychotropes, au premier rang desquelles l'alcool, auquel il faut ajouter les médications (somnifères, anxiolytiques, antidépresseurs) souvent prescrites à petite dose au départ, pour faciliter le sommeil, stabiliser les humeurs, diminuer les angoisses, et que l'intéressé finit par transformer en véritable drogue.

Le chômeur peut avoir le sentiment de passer son temps à le perdre et l'un des premiers signes de résignation dans ce vide qui s'installe est vestimentaire : le chômeur n'éprouve plus le besoin de changer de tenue après le réveil, et peut même faire preuve d'un certain laisser-aller corporel dans les cas extrêmes.

Le risque de rupture familiale est d'autant plus menaçant pour la santé du chômeur que c'est dans sa famille qu'il va puiser le plus souvent le soutien affectif et social qui lui permettra de garder espoir et de rebondir. Le licenciement et le chômage mettent ainsi toujours à l'épreuve la solidité affective et matérielle du lien familial. De plus, face à la baisse de ses revenus, le couple sera menacé par le surendettement, qui ajoutera ses propres effets délétères à ceux du chômage.

Une étude récente de la Fondation Jean Jaurès montre que le chômage apparaît clairement comme un critère fragilisant augmentant de façon significative le risque suicidaire. L'impact de la perte d'emploi se révèle extrêmement puissant puisque le fait de se trouver au chômage – situation qui peut certes durer mais qui est en général transitoire – fait grimper le taux de 19 % auprès des actifs occupés à 30 % chez les chômeurs. Ramené à la tranche de vie que constitue le chômage, ce gain brutal de 11 points de la proportion de personnes ayant sérieusement pensé à se suicider témoigne des dégâts psychologiques très lourds que provoque la perte d'emploi.

Au total, on observe que la hausse du chômage et la pression accrue sur les salariés occasionnées par la crise économique profonde et persistante contribuent à fragiliser psychologiquement des pans entiers de la société, qui deviennent ainsi des terreaux favorables à l'augmentation des suicides. Ce lien entre chômage et risque suicidaire a été établi dès « la grande crise de 1929 », notamment aux États-Unis qui ont vu alors le nombre de suicides augmenter de façon significative mais un peu décalée dans le temps (années 1931-32). Maurice Halbwachs, disciple de Durkheim, notait à cette époque que « Ce n'est pas que la misère des ouvriers qui chôment, les banqueroutes, les faillites et les ruines soient la cause immédiate de beaucoup de suicides, mais un sentiment obscur d'oppression pèse sur toutes les âmes parce qu'il y a moins d'activité générale, que les hommes participent moins à une vie économique qui les dépasse, leur attention n'étant plus tournée vers le dehors, se porte davantage, non seulement sur leur détresse ou leur médiocrité matérielle, mais sur tous les motifs individuels qu'ils peuvent avoir de désirer la mort. »

Halbwachs insiste ainsi sur les effets collectifs et non seulement individuels du chômage, qui déstabilisent l'ensemble de la population et transforment l'espoir en l'avenir en une menace mortifère.

Tous les travailleurs sont concernés ; les salariés et il en va de même pour les artisans, commerçants, obligés de déposer leur bilan, les agriculteurs dont l'exploitation périclite, c'est-à-dire un grand nombre de personnes dont la situation financière et sociale se dégrade brutalement, ce qu'elles vivent alors comme une véritable déchéance personnelle.

Il existe différentes situations suicidaires chez les chômeurs.

Le suicide retrait

Certains chômeurs vont mettre fin à leurs jours après une période parfois longue, où ils se sont retirés du monde et ont réduit leur relation aux autres (sociale, familiale et vie quotidienne). Ces éléments constituent une involution dépressive, d'autant que les modifications de l'humeur viendront souvent s'ajouter à la difficulté d'agir, d'intervenir, comme si un ressort était cassé.

Ainsi il ne restera plus au chômeur qu'à mourir puisqu'il est déjà hors du monde, indigne d'intérêt.

Lorsque le passage à l'acte survient, il viendra clore cette période de retrait, de repli, d'absence au monde. Ce n'est pas le suicide qui provoque la mort, mais c'est parce que la personne se sent déjà morte qu'elle se suicide !

Parfois une frêle lueur viendra éviter au chômeur de sombrer dans le noir absolu : une parole, un échange, l'annonce encourageante de trouver une formation ou un nouvel emploi même précaire, constitueront des facteurs de résilience, d'autant plus que l'entourage familial, ou la solidarité amicale, pourront accompagner celui ou celle dont la santé se dégrade.

Le suicide protestation

À travers son geste, le chômeur exprime sa colère et son refus de la situation qui lui est imposée et qui paraît inadaptée, injuste et même insupportable.

Le suicide constitue une protestation, contre l'état de chômage, et contre tout ce qui, en amont, a provoqué le licenciement : la mauvaise gestion de l'entreprise par ses dirigeants, la situation économique nationale ou internationale, les rapports dégradés avec certains collègues.

Chargé d'agressivité, ce geste suicidaire permet au chômeur de ne plus subir tout en stigmatisant le ou les responsables qui, selon lui, ont contribué à sa perte d'emploi. La réalisation de l'acte est alors souvent en adéquation avec le message qu'il veut faire passer : le choix du lieu, souvent l'entreprise d'où il a été « chassé », ou une zone proche comme le parking, mais aussi un lieu public qui dénonce l'État ou les pouvoirs publics, symboles du système en place. Le mode suicidaire est lui-même violent pour marquer les esprits et notamment ceux des personnes visées (immolation devant témoin).

Le suicidé fera en sorte que la plus grande publicité soit faite à son acte, qui devient un véritable acte de dénonciation. Sur le plan symbolique, n'ayant pas pu se venger en éliminant ceux qui l'ont amené à cette impasse, il retourne ce meurtre impossible des « coupables » contre lui-même.

La situation de crise mondiale, qui affecte les pays européens par l'austérité et le chômage de masse, est à l'origine de la progression de ces « suicides protestation » observés au-delà de la France, dans les pays d'Europe du Sud, comme l'Espagne, la Grèce, l'Italie. Les salariés licenciés, et tout autant les petits patrons, dont l'entreprise ou le commerce s'est trouvé brutalement en cessation d'activité, se sont retrouvés d'autant plus démunis que les solidarités familiales souvent à l'œuvre dans ces pays étaient elles-mêmes dépassées par l'ampleur de la crise.

Le suicide sacrifice

Le suicide sacrifice est une situation proche du suicide protestation, mais le suicidant veut donner à son acte une dimension qui dépasse largement son cas personnel. C'est le refus de l'impuissance face à la réalité qui domine. Le suicidé veut « faire bouger les lignes » à travers un acte qui doit provoquer la plus grande émotion possible.

L'auto-immolation à Monastir, en Tunisie, le 4 janvier 2011, d'un jeune chômeur Mohamed Bouazizi, a marqué tous les esprits de son pays et bien au-delà, puisque ce geste a été le déclencheur de la « révolution des printemps arabes ». Le pouvoir politique et administratif avait interdit à ce jeune homme de poursuivre la vente de quelques légumes ; ce qui lui permettait de subvenir à ses besoins, voire à ceux de sa famille, et de garder un peu de dignité.

Le pouvoir politique était le plus fort, mais par son sacrifice, c'est le jeune qui a finalement gagné.

Par son auto-immolation, un chômeur à Nantes, cherchait à dénoncer devant l'agence Pôle Emploi, la pratique de cet organisme visant à lui réclamer le remboursement d'allocations indûment payées, au prétexte qu'il avait effectué dans la même période un nombre d'heures excessif.

Il donna à son geste la plus grande médiatisation, en informant lui-même la presse et la police du jour, de l'heure et du lieu de son passage à l'acte ; il put déjouer la surveillance qui avait été mise en place, pour se sacrifier par le feu devant l'ensemble des témoins réduits à l'impuissance.

Ce visage sacrificiel du suicide ne peut se comprendre que si l'on a bien saisi l'impasse dans laquelle le chômeur s'est senti relégué, impasse psychologique telle qu'elle lui a permis de dépasser la douleur physique atroce de son acte.

Le suicide n'est plus seulement un problème de soi avec soi, mais de soi avec les autres, avec la société tout entière. Pour comprendre la violence générée par la perte d'emploi, licenciements, plans sociaux et dépôts de bilans, il convient d'abord de rappeler le sens et l'intérêt du travail : qu'est-ce qui se rompt quand un salarié quitte brutalement, contraint et forcé, son milieu de travail habituel ? Christophe Dejours, professeur au Conservatoire national des arts et métiers, précise « qu'une règle de travail est aussi une règle sociale. En effet, travailler, ce n'est jamais uniquement produire. Travailler c'est vivre ensemble ».

PASSAGE À L'ACTE

« Il n'y a pas de signes avant-coureurs. »

Détecter des signes avant-coureurs d'un passage à l'acte suicidaire est une tâche particulièrement difficile vu la complexité de la problématique suicidaire elle-même.

Centre de prévention du suicide, Belgique

Le moment de la crise suicidaire (c'est-à-dire le moment entre l'idée suicidaire et le passage à l'acte) est un moment clé en termes de prévention car il permet une intervention des proches, aidants ou professionnels, susceptibles d'empêcher le geste fatal. Encore faut-il qu'une relation ait été nouée avec celui qui la traverse... Une pratique de prévention suppose donc de faciliter la relation du suicidaire avec ce tiers aidant, soit par le biais d'un appel qu'il lance lui-même (téléphonie, notamment), soit à l'inverse en facilitant la démarche de l'aidant pour aller à sa rencontre.

L'idée d'une crise suicidaire qui se développe dans le temps et qui est un prélude au passage à l'acte n'est pas nouvelle puisque le pasteur anglican Chad Varah (véritable fondateur de la prévention du suicide dans le monde), dans son appel publié par les journaux londoniens en novembre 1953, avait évoqué la période qui précède le passage à l'acte « avant de vous suicider... appelez... » a-t-il écrit avec son numéro de téléphone. Dans cette expression, le pasteur tourne le dos à l'impulsivité de l'acte suicidaire ; il observe au contraire que le suicide se construit dans le temps à l'issue d'une phase, celle de l'avant, durant laquelle l'intervention d'un tiers reste possible et, avec elle, le renoncement au passage à l'acte.

Les travaux de nombreux chercheurs, parmi lesquels ceux de Monique Seguin (professeure au département de psychologie de l'Université du Québec), ont permis une approche plus scientifique, mais aussi plus opératoire de la crise suicidaire ; les intervenants en prévention du suicide s'accordent pour considérer qu'il est nécessaire de connaître cette période de la crise suicidaire et de la repérer afin d'apporter la réponse la mieux adaptée à l'état psychologique et relationnel de tous ceux qui présentent un risque suicidaire.

Les cinq phases de la crise suicidaire

La première phase confronte celui qui n'est pas encore suicidaire à une *épreuve* (deuil, séparation, échec...), pour laquelle il va rechercher des solutions adéquates, souvent en convoquant des situations passées où il a déjà dû faire face à des difficultés semblables. Elle est la période où une issue favorable est encore possible dès lors qu'il aura puisé en lui-même ses propres capacités d'adaptation et de résilience. Le soutien de l'entourage peut conforter cette issue à la crise.

Mais parfois il passera à l'étape suivante, dite du *« flash suicidaire »* : l'irruption soudaine du suicide comme solution. À cette étape, s'ajouteront fréquemment les signes de l'état dépressif, notamment la fatigue, la tristesse et une perte d'intérêt pour les relations humaines. Dans cette phase, le suicidaire peut évoquer ce qu'il ressent à travers des allusions indirectes (À quoi bon vivre ? Quand je ne serai plus là...) : il faut toujours être attentif à ces allusions et ne pas hésiter à conseiller aux proches de solliciter une aide auprès de professionnels compétents ou personnes ressources (association, médecin généraliste, psychologue...).

La troisième phase est celle de l'*idéation suicidaire* au cours de laquelle l'idée de suicide s'installe dans la pensée, qu'elle parasite de plus en plus souvent. Dans cette période, l'état dépressif s'aggrave par la perte de l'estime de soi, le suicidant ayant le sentiment qu'il ne vaut rien, que sa vie n'est qu'échec, qu'il n'est plus capable d'affronter la moindre difficulté. Dans les cas les plus graves, un véritable « vécu d'indignité » peut apparaître, qui voit la personne se considérer elle-même comme un déchet, avec pour seul destin de s'éliminer.

Le risque de passage à l'acte devient alors réel, même s'il peut être encore repoussé, voire même abandonné, souvent grâce à l'intervention d'un tiers professionnel directement sollicité ou encouragé à intervenir dans le cadre d'un protocole préventif.

Dans l'avant-dernière phase, celle de la *rumination suicidaire*, le suicidant va ruminer cette obsession de sa mort. Celle-ci est alors envisagée d'un côté comme une solution, de l'autre comme une issue angoissante, au point de le préserver d'un passage à l'acte immédiat. À ce moment-là, la personne peut manifester de façon directe ses pensées suicidaires en employant le mot lui-même, signe d'un risque qui se précise et qui trouvera son épilogue dans la phase ultime.

La dernière phase celle de la « *cristallisation* », le suicide devient la seule solution retenue. Le risque est alors culminant et il reste au suicidant à imaginer la réalisation de son geste par le choix d'un scénario avec une date, un lieu et un moyen pour le passage à l'acte.

Si le scénario est élaboré et si la personne dispose facilement du moyen envisagé (médicaments, arme à feu...), il s'agit alors d'une véritable urgence vitale, le suicidant pouvant passer à l'acte à tout moment. Il n'y a pas d'autre solution que de confier cette personne à un psychiatre, ou de l'accompagner dans un service d'urgence qualifié.

Il est toujours utile de vérifier si la personne à un accès facile au moyen qu'elle a choisi : le chasseur qui évoque son suicide avec son fusil, l'agriculteur qui évoque sa pendaison, une personne en traitement qui annonce vouloir absorber le reste de ses médicaments... L'entourage peut alors soustraire le fusil, la corde, les médicaments... en sachant que la menace persistera, mais cela laissera du temps pour attendre la prise en charge médicalisée.

Ce scénario suicidaire est porteur de sens mais il échappe souvent à l'entourage, qui ne perçoit pas toujours dans quel état psychique et de rumination suicidaire se trouve son proche. En cas de mort, ce ne sera qu'après le suicide que ces personnes seront en mesure de réinterpréter les événements et de trouver dans la date, le lieu et le mode retenus par elle ou lui pour son passage à l'acte, les éléments explicatifs s'inscrivant dans son histoire personnelle familiale et sociale.

Ceux qui tentent ne veulent pas mourir

Personne n'est à l'abri d'une incapacité à s'adapter à un contexte individuel, familial ou professionnel difficile, à l'avatar existentiel.

C'est surtout une tentative de rupture avec les événements qui débordent la personne, un appel lancé à soi-même et aux autres pour que les choses bougent...

Beaucoup de ceux-là décrivent leur geste comme une impulsion subite sur un fond de désarroi et d'idées dépressives. Certains après leur réveil, ne reconnaissent plus du tout en eux le désir de mourir, dépassés par un acte qui leur paraît même incompréhensible, voire contraire à leur système de valeurs. Il y a aussi ceux qui transforment leur geste en pseudo-accident, en erreur de prise de médicaments, en simple désir de dormir, de suspendre le cours du temps pour, ensuite, mieux repartir.

Se pose pour eux la question des conditions de la survie, et surtout du sens que prend ce passage à l'acte dans leur histoire personnelle. Tentative de mort ou appel à une autre vie ? Réaction à une difficulté passagère ou symptôme d'un mal-être plus profond, s'inscrivant parfois dans un état psychologique ? Le suicidant doit faire face à son acte et à l'interprétation qu'il peut lui donner. Il ne faut pas le laisser seul.

Il faut aussi rappeler qu'il n'y a aucune proportionnalité entre la gravité clinique du passage à l'acte (de la prise de comprimés jusqu'aux gestes les plus traumatisants), et la détermination morbide du suicidant.

Il ne faut jamais banaliser une tentative de suicide, puisque le sujet n'a pas trouvé d'autres moyens, pour parler de lui et de sa souffrance, que cette prise de risque au moins pour sa santé.

L'intervention des proches ou des soignants est souvent décisive pour éviter que cet acte devienne le premier d'une répétition, exprimant le désespoir dans lequel la personne s'enferme peu à peu et qui, un jour, transforme ce suicidant en suicidé.

« Le mode opératoire est symbolique. »

Le suicide, ce n'est pas vouloir mourir, c'est vouloir disparaître.

George Perros

Chaque événement, chaque relation est porteuse d'une valeur symbolique. Le suicide sera présent dans son histoire familiale et dans l'histoire de l'humanité (le rapport à la violence et à la mort connaît des permanences mais aussi des évolutions au cours du temps).

La relation humaine, à la fois lien et confrontation, permet dans le même temps de reconnaître la singularité de l'autre et son appartenance à la communauté des vivants. La mort concerne ainsi non seulement celui qui va disparaître mais son entourage et, au-delà, la société elle-même.

Le suicide est un signe adressé aux autres, un appel qui n'a pas pour unique sens la fin de toute relation, mais qui peut être aussi une volonté de construction d'un nouveau lien personnel et social, et permettre au suicidant une nouvelle lecture de sa place dans la communauté des vivants.

C'est pourquoi le suicide s'inscrit souvent dans une dimension symbolique dont la lecture est possible après-coup, comme un puzzle dont l'image se révèle dès lors que toutes les pièces sont à leur place.

Le choix du jour

La date de l'acte suicidaire a très souvent une place singulière dans l'histoire de la personne.

Mais cette symbolique de la date n'est pas toujours aussi facile à déchiffrer car l'anniversaire dont il est question peut être celui d'un événement particulièrement marquant que seul le suicidaire peut préciser. La date vient réveiller la menace qu'a constituée cet événement, la douleur qu'il a provoquée, le sentiment d'indépassable que la personne a vécu face à lui : le temps perd sa fonction d'organisateur de vie pour devenir porteur d'une malédiction mortifère. C'est l'histoire de cette jeune femme enjouée dont l'annonce de la mort par suicide surprend et choque les proches. Peu après, les enquêteurs retrouvent dans ses affaires un cahier personnel sur lequel sont inscrits jour après jour les événements de sa vie, ses pensées, ses réactions… En première page, il est écrit : 5 janvier 2019… jour de ma mort… C'est à cette date qu'on l'a retrouvée décédée.

Ce caractère indépassable de la date ou parfois de l'instant, comme si la vie ne pouvait pas aller au-delà des minutes qui suivent, a été repéré par Henry de Montherland. Il écrit dans *Le Treizième César* : « Donnez à celui qui veut mourir les minutes ou les heures qui viennent et alors il renoncera à mettre un terme à son existence. » Le suicidant peut aussi chercher à rompre avec une histoire trop répétitive, comme si le temps le condamnait à reproduire toujours les mêmes événements.

Mais si le temps a son importance, le lieu de réalisation de l'acte est lui aussi porteur de sens.

Le choix du lieu

Ce peut être un lieu symbolique, comme ce jeune homme qui se suicide le jour de ses 18 ans sous l'Arc de Triomphe. Ou un lieu inscrit dans l'histoire de la personne pour en symboliser une étape spécifique : la berge du fleuve retenue par l'ancien Premier ministre, Pierre Bérégovoy, dont le nom dans son ukrainien natal signifie « au bord de l'eau ». Ce peut être le lieu de vie, parfois à proximité de l'entourage dont on peut imaginer que la réaction, si le moyen utilisé n'est pas immédiatement létal, provoquera les secours et donc la survie.

Lorsque le mode suicidaire est plus violent, le choix du lieu peut symboliser un reproche adressé intentionnellement : le suicide sur le lieu de travail est dirigé contre l'entreprise (citons ici le cas de Christine Renon, directrice d'école, qui s'est suicidée dans son établissement de Pantin, le 23 septembre 2019 pour dénoncer les conditions de travail dans l'Éducation nationale), la pendaison dans la pièce à vivre contre le conjoint qui découvre la scène.

Mais le lieu peut être délibérément éloigné. Le suicidé prend ses distances pour aller mettre un terme à sa vie dans un « ailleurs » qui lui rappelle certaines de ses habitudes. Ainsi, cette quinquagénaire amoureuse de promenades en forêt qui s'immole en plein bois ; ou cet homme dépressif, en situation de handicap, adepte de longues promenades solitaires mais dont l'autonomie se réduit, qui emprunte un taxi pour aller mourir à l'endroit où il avait l'habitude de s'évader…

Cette distance peut trouver une autre explication : en quittant son domicile, le suicidant – surtout s'il ne laisse aucune explication – veut échapper aux siens qui sont confrontés alors à l'énigme de sa disparition.

Dans certaines circonstances, le corps ne sera jamais retrouvé et le paradoxe de la disparition est que pour toujours les proches seront confrontés à ce questionnement récurrent : où est-il, que s'est-il passé ?

Mais le lieu n'est pas toujours choisi. Il peut être imposé et devenir parfois la cause même du geste suicidaire. C'est ainsi le cas de certaines personnes âgées placées en institution qui n'acceptent pas la perspective d'y terminer leurs jours, et se pendent ou se précipitent d'un endroit élevé de leur nouvelle résidence. On doit évoquer aussi le « syndrome de glissement » qui voit la personne âgée, être en refus de se nourrir, de se soigner et ainsi se « laisser mourir » ; son état se détériorant rapidement.

Le choix du mode

Les modes de passage à l'acte sont bien différenciés entre suicidants et suicidés, et entre hommes et femmes. Si l'absorption médicamenteuse constitue de très loin le premier moyen de tentative de suicide (plus de 90 % des cas selon toutes les études), elle ne représente par contre qu'une cause plus rare des décès par suicide (15 % des décès par suicide pour les deux sexes confondus, mais 25 % lorsque l'on considère la seule mortalité féminine). Pour certains auteurs, plus le mode est violent, plus il est potentiellement mortel, plus le désir de mort serait à l'œuvre. Cette approche est en fait réductrice car le risque de l'usage excessif de médicaments est bien réel. Mais l'absorption de ces substances ou d'autres toxiques entraîne une phase d'endormissement, puis de coma qui laisse ouverte la possibilité d'une intervention des secours (parfois inconsciemment recherchée ?), empêchant l'issue fatale. Si la vie reprend sans que rien n'ait changé pour le suicidant, le risque est alors celui de la répétition du geste suicidaire, comme on répète un poème jusqu'à ce qu'il s'inscrive dans la mémoire. Cette prise délibérément excessive de médicaments est souvent le fait de personnes dépressives et en traitement (elles utilisent les antidépresseurs pour leur passage à l'acte) : la dépression entraîne un repli sur soi, un abandon progressif dans le vide de l'existence qui n'est pas sans rappeler le sommeil et la léthargie. C'est pourquoi l'intoxication médicamenteuse, même si elle peut paraître bénigne, car plus facilement réversible, comporte la symbolique de la « mort-retrait », elle-même chargée de danger (elle provoque, comme nous l'avons vu, un quart des décès par suicide chez les femmes). Le suicide par intoxication, qu'il convient par conséquent de ne jamais banaliser, s'inscrit dans un processus « d'absence à la vie ». Il permet la représentation du corps endormi après la mort, qui aurait enfin trouvé la paix.

Les autres modes, plus radicaux, ont eux aussi leur sens spécifique. Dans les modes violents, le suicidé entretient un rapport violent avec ce qui lui advient, il n'est pas dans le retrait, le repli, l'abandon ; il est dans le refus, la protestation qui l'amènent à réagir brutalement à ce qui fait violence dans sa vie. Chacun de ces modes porte une part de sens. La pendaison (près de 40 % des suicides, 47 % chez les hommes) reste le plus fréquent. Ce mode est souvent marqué par la culpabilité mais aussi la quête du rachat, à l'image du suicide de Judas, inscrite depuis deux mille ans dans la mémoire collective.

Le suicide par coup de feu porte, lui, la marque de l'honneur injustement mis en cause et recouvré dans la mort, surtout si l'arme utilisée est une arme de poing, qui renvoie imaginairement à la tradition d'honneur des militaires. Ainsi cet homme se suicidant à sa table travail, avec la lettre de licenciement ouverte devant lui, sur laquelle il a écrit à la main : « Voilà ce que vous avez fait ». Son geste survient après de longs mois de conditions de travail dégradées, de reproches infondés qui l'ont peu à peu détruit, entraîné dans la dépression, la lettre de licenciement faisant le reste.

Ce peut être le feu qui purifie : on pense aux immolations sacrificielles, celles des bonzes pendant la guerre du Viet-Nam, protestant de la violence du monde et aspirant à une société libre et juste.

La violence du geste qui, apparemment, manifeste la volonté d'en finir, possède sa symbolique propre mais n'élimine pas l'ambivalence de la relation à la mort ; il en est ainsi de suicidants rescapés d'actes particulièrement violents et qui y survivent, parfois de façon plus sereine que d'autres suicidants dont le geste ne comportait *a priori* aucun danger réel de mort.

Le sens de l'acte suicidaire ne peut se résumer au moyen choisi, même s'il en facilite la compréhension. La valeur symbolique du moyen retenu est l'indice le plus clair d'un risque maximum de passage à l'acte. Elle doit rendre l'aidant particulièrement attentif : ce n'est pas seulement la révélation du scénario qui compte, c'est son sens symbolique caché. Mais il est toujours mal aisé pour l'aidant d'y avoir accès.

La prévention du suicide nécessite une bonne connaissance de la crise suicidaire et de la dangerosité du scénario retenu mais elle n'est possible qu'en présence d'une disponibilité au mal-être de l'autre.

Le suicide : geste de courage ou de lâcheté ?

Les philosophes, même les plus anciens, ont toujours débattu de la question du suicide et du rapport de l'homme avec la mort qu'il peut se donner lui-même. C'est d'ailleurs le sujet de philosophie le plus controversé, ce qui a permis à Albert Camus d'écrire : la question du suicide est la seule question philosophique qui vaille ! Il n'est pas surprenant qu'au fil des siècles les postures philosophiques se soient contredites ou même opposées quant au jugement que l'on peut porter sur l'acte suicidaire lui-même.

Les philosophes ne sont d'ailleurs pas les seuls à s'interroger sur la dimension courageuse ou lâche du suicide, la sagesse populaire elle-même employant souvent l'un de ces deux termes pour qualifier le suicide. Le sondage réalisé par la SOFRES, en 2000, pour l'Union nationale de la prévention du suicide montre d'ailleurs que le pourcentage de personnes sondées répondant « oui » à la question : « Est-ce que le suicide est un acte de courage ? » (7 %), est proche de ceux qui ont répondu « oui » à la question : « Le suicide est-il un acte de lâcheté ? » (10 %).

Ces réponses confirment l'évolution de la société par rapport à la question du suicide, puisque dans leurs réponses aux autres questions concernant le passage à l'acte les personnes sondées retiennent très majoritairement la dimension humaine et sociale de l'acte qui ainsi prend le pas sur le jugement moral : les sondés considèrent à près de 40 % que le suicide est d'abord un acte de désespoir.

Pour ce qui est du jugement moral en qualifiant l'acte suicidaire de lâche, les sondés évoquent la fuite devant les difficultés de la vie (échec professionnel, social, rupture amoureuse...), à laquelle s'ajoute l'abandon des siens, et d'abord de ses enfants, qui se retrouvent alors orphelins de parent suicidé, épreuve humaine et affective particulièrement déstabilisatrice qui laisse des traces lourdes au moment de l'adolescence. C'était la position des stoïciens dans la Grèce antique qui recommandaient au citoyen de ne manquer ni à sa famille ni à sa patrie (Athènes).

Le caractère courageux du suicide fait, lui, référence à la représentation de l'acte lui-même et surtout de la douleur physique qu'il peut provoquer ainsi que l'image du corps mort qu'il faut dépasser : est-il facile d'appuyer sur la détente, de serrer la corde, de se défenestrer ou de se jeter sous un train ?

Ainsi, le suicidé peut être dans le même temps lâche et courageux, ce qui est la marque de l'ambivalence que le fait suicidaire suscite chez chacun de nous. Une telle approche ré-humanise le geste en ne le réduisant plus à une dimension morale exclusivement négative mais en marquant la détresse dans laquelle se trouve la très grande majorité de ceux qui envisagent le suicide ou qui passent à l'acte.

« Communiquer sur un suicide encourage le passage à l'acte. »

La diffusion de la première saison de la série « 13 Reasons Why » a eu un effet paradoxal. Si elle a permis une certaine libération de la parole chez les adolescents autour de la dépression et du suicide, elle a aussi suscité l'inquiétude des spécialistes, craignant au contraire que la série incite les plus jeunes téléspectateurs.

Huffington Post, 16 juillet 2019

Un drame suicidaire peut-il être provoqué par une contagion en raison d'un phénomène d'imitation ou de suggestion ?

L'effet Werther ou suicide mimétique

La publication du roman *Les Souffrances du jeune Werther* par Goethe, en 1774, a provoqué une vague de suicides en Europe, par effet d'imitation « romantique » du jeune homme qui se donne la mort du fait d'amours déçues. Le facteur « *copy cat* » en anglais (à savoir la reproduction d'un geste largement médiatisé) peut avoir des effets sur des esprits vulnérables.

L'effet Werther (ou suicide mimétique) est mieux connu depuis 1982. Le sociologue américain, David Philipps, a démontré la croissance du nombre de passage à l'acte, quand la presse a relaté le suicide d'une personnalité (par exemple, la mort de Marylin Monroe présentée à l'époque comme un suicide) avec trop de précisions. Cet effet est réel quand la personne est une célébrité. Une étude épidémiologique, réalisée en France de 1979 à 2006, a confirmé cette thèse. La France a connu une hausse des drames à la suite des décès de diverses célébrités (Pierre Bérégovoy, Dalida ou Sœur Sourire), ayant provoqué une recrudescence des passages à l'acte. Aussi, certains médias décident aujourd'hui pour éviter cette contagion mentale ou phénomène d'imitation d'anonymiser certains événements.

Éviter des suicides en contagion nécessite une maîtrise de son vocabulaire, tant à l'écrit qu'à l'oral.

Les précautions ne sont pas toujours de mise ; cela a encore été le cas le 11 août 2014, après la mort de l'acteur Robin William gravement atteint, à 63 ans, de la maladie de Lewy et d'un début de Parkinson. En effet, en réaction à la mort de cet artiste et en résonance avec son rôle de doubleur dans *Aladin* (film de Disney), l'académie des Arts et techniques du cinéma avait communiqué un message sur Twitter : « Génie, tu es libre ». Ce tweet a touché près de 70 millions de personnes. La fondation américaine de prévention du suicide a considéré ce message comme pouvant favoriser des passages à l'acte. « La formulation présentant le suicide comme une option libératoire jette un éclairage bien trop positif du suicide. »

Le risque de suicides supplémentaires augmente lorsque la presse décrit précisément la méthode employée pour le passage à l'acte, lorsque l'événement est évoqué avec force images ou titres racoleurs et quand la médiatisation rend l'annonce du suicide sensationnelle.

De même, il est recommandé d'éviter des formulations comme « réussir son suicide », qui introduisent une notion de succès quand l'individu meurt. Dans le cas d'une célébrité qui meurt par suicide, il est préférable de mettre en avant la richesse de sa vie plutôt que de mettre en lumière les difficultés rencontrées.

En effet, des gens en difficulté peuvent être influencés et voir ainsi se renforcer des idéations suicidaires. La description trop précise des modalités du suicide, l'utilisation de formules ou d'images chocs et de termes inappropriés peuvent contribuer à l'élaboration d'un scénario suicidaire équivalent.

Pour autant, l'omerta et le black-out sont deux autres écueils à éviter autant que l'exposition non réfléchie.

Prévenir par l'information

En 1997, le mouvement associatif a organisé le 5 février – contre l'avis des instances sanitaires de l'époque évoquant le risque de contagion, mais ayant peur surtout que les médias parlent trop du suicide en France, marqueur négatif de l'état de santé de la population – la première Journée nationale de la prévention du suicide. Quelques années plus tard, l'Organisation mondiale de la santé (OMS) organisait de son côté, en suivant l'exemple de la France, la journée mondiale qui se tient chaque année, le 10 septembre.

Ces journées ont eu pour but de convaincre la presse écrite et audiovisuelle de parler du suicide comme d'un fait de société et de santé publique.

Les Français ont compris ce message comme le montrent les deux résultats suivants, issus d'une enquête réalisée en 2000 (dernière enquête en date centrée sur ces questions) à l'occasion de la journée nationale de la prévention du suicide :

– 78 % d'entre eux pensent qu'il est nécessaire de parler du suicide dans les grands médias (presse, radio, télévision) ou lors de manifestations publiques.

– 72 % pensent que le fait de parler du suicide et des tentatives de suicide publiquement est une bonne chose, car cela peut être préventif et limiter le nombre de tentatives.

Les Français confortent encore ce point de vue en appréciant la pratique des groupes de parole, après le suicide d'un collégien ou lycéen dans les établissements scolaires. Il importe que ces pratiques ne se fassent pas dans l'urgence, voire la précipitation, après l'événement tragique, mais qu'elles soient réfléchies avec l'ensemble des acteurs du système éducatif et des intervenants extérieurs qualifiés pour une telle démarche.

Ces réponses constituent un encouragement à persévérer dans cette direction et à convaincre le public que, en ce qui concerne le suicide, rien n'est pire que le silence.

Traiter le suicide dans les médias favorise la prévention

Cette approche nouvelle de la communication sur le fait suicidaire a permis la prise de conscience des journalistes et des médias de l'importance des messages de prévention qu'ils peuvent adresser au public, notamment à l'occasion du suicide d'une personne célèbre. Outre le fait lui-même qui doit être décrit comme indiqué ci-avant, il est nécessaire de situer cet acte individuel dans une réalité sociale pour rappeler chaque fois qu'une autre issue est possible et indiquer les instances préventives qui peuvent être sollicitées.

Une équipe spécialisée du CHU de Lille a développé des relations avec l'école de journalisme pour engager une réflexion et mettre en œuvre des recommandations visant à opposer à « l'effet Werther » « l'effet Papageno », qui utilise chaque annonce de suicide pour communiquer sur sa prévention.

L'association internationale pour la prévention du suicide (AIPS), qui dépend de l'OMS, a publié plusieurs guides pratiques à destination des journalistes pour aborder cette question.

Déni des causes professionnelles

C'est dans les entreprises privées ou le service public que le déni des causes professionnelles du passage à l'acte s'avère le plus puissant. Ce n'est pas une généralité, certaines directions agissent avec lucidité et exigence. Mais certaines déclarations surprenantes vont parfois jusqu'à révéler la vie privée de la victime pour tenter de limiter l'importance des facteurs professionnels qui contribuent parfois au passage à l'acte : « Le salarié rencontrait des difficultés dans son couple », « Il avait été interné quand il était plus jeune », « C'était un dépressif notoire », « Il était alcoolique ou bien malade, ou fragile ». Ces approches tournent alors le dos à l'analyse objective. Elles cherchent à éviter la mise en responsabilité de l'employeur. Phénomène classique, la peur de la mise en cause mène à une sorte de blocage sur des positions qui rendent finalement la prévention impuissante. Ce processus s'accompagne d'une communication très restrictive et orientée, si ce n'est manipulatrice. « On ne parle pas d'un drame personnel. Ce drame appartient à la famille. Aux proches ». Certes ! Mais très souvent, le drame aussi pose des questions sur le travail auxquelles il faut bien répondre.

À de multiples reprises, le constat a été établi que cette approche n'est pas satisfaisante. Le drame suscite le plus souvent interrogations souterraines, questionnements multiples et discussions cachées. Au niveau de l'entreprise ou du service public, il n'est pas rare de constater que des gens qui étaient passés à l'acte avaient évoqué avec leur entourage un drame passé survenu dans un autre service de la firme ou de la collectivité, qui pourtant avait tout mis en œuvre pour éviter la diffusion de l'information. Quand elle survient brutalement au sein d'un collectif de travail, la mort s'invite ensuite dans les consciences et elle y demeure si rien n'est entrepris pour refermer les « portes mentales » qui se sont ouvertes à cette occasion.

Croire qu'il ne faut surtout pas en parler et ne surtout pas évoquer le drame pour éviter de raviver une crise est une impasse. Au contraire, il convient de prendre toutes les mesures pour tirer les enseignements de la crise humaine et apporter une réponse aux multiples questions qui se posent.

PRÉVENTION DU FAIT SUICIDAIRE

« La prévention concerne tout le monde. »

Dans le cadre du Plan d'action pour la santé mentale 2013-2020, les États membres de l'OMS se sont engagés à atteindre la cible mondiale visant à réduire de 10 % les taux de suicide dans les pays d'ici 2020.

Dr Margaret Chan, *Prévention du suicide*, OMS, 2014

Être pour la prévention du suicide ne suppose pas que l'on soit contre le suicide ! Il ne faut pas de nouvelles croisades, revenir au Moyen Âge qui suppliciait le corps des suicidés, ou prétendre éradiquer le suicide de notre société ; il s'agit d'être conscient qu'au-delà de la question morale, philosophique ou religieuse qu'il continuera toujours de poser, le geste suicidaire s'inscrit d'abord dans la détresse de la personne.

Le réseau d'aide professionnelle, associative, médicale et sociale qui fait vivre au quotidien la prévention du suicide, doit se développer dans la cohérence. Il convient d'accepter qu'il y ait encore beaucoup à faire, à comprendre et à innover. Nous n'en sommes qu'aux débuts d'une démarche initiée par les aliénistes, développée par les bénévoles, que les pouvoirs publics doivent aujourd'hui coordonner et dynamiser sans chercher à imposer leur vision politiquement correcte.

Il ne peut être question de prévention si l'on refuse la complexité de l'acte suicidaire : cette complexité oblige à accepter le pluriel (des causes) là où l'on se contenterait du singulier, et à ne pas se tromper de mots et de sens, pour ne pas confondre, par exemple, bonheur et bien-être.

Le suicide est la seule complication éventuellement mortelle des maladies psychiatriques. Il pèse donc comme un risque majeur et préoccupant – la mort par suicide d'un malade constitue toujours une épreuve pour le soignant – dans la relation qu'entretiennent les psychiatres, les psychologues, les médecins généralistes avec certains de leurs patients. Le lien entre suicide et bien-être, (santé) mental(e) et relationnel(le), oblige les professionnels de santé à s'impliquer dans la prise en charge adéquate des suicidaires et suicidants, selon les bonnes pratiques professionnelles qui supposent formation permanente et recherche : le suicide constitue un excellent baromètre de l'efficience du réseau médico-psychologique d'un pays (il faut se souvenir combien l'Union soviétique camouflait la réalité du suicide à des fins de propagande : le bonheur du peuple ne rime pas avec le suicide des ouvriers).

Il n'y a pas de cause – ou de réponse – exclusivement individuelle à la tentation suicidaire, mais des causes et des réponses collectives. Il ne faut pas choisir la psychologie contre la sociologie.

Il n'y a pas d'un côté la fragilité des salariés et de l'autre les méfaits du management. Il faut prendre en compte les facteurs personnels et les réalités collectives, ce ne sont pas des démarches séparées, les deux doivent être menées de pair : on ne peut pas prétendre faire baisser la surmortalité par suicide en prison en transformant les surveillants en « psycho-secouristes »... et simultanément ignorer la surpopulation carcérale et le burn-out trop fréquent du personnel pénitentiaire.

Il est inutile de construire de nouveaux outils thérapeutiques, rechercher leur efficacité sur les passages à l'acte, en ignorant le sens que peut prendre l'acte suicidaire dans la vie d'une personne, à un moment donné de son histoire : les approches psycho-comportementaliste et neuroscientifique ne devraient pas être un prétexte pour évacuer ce qui caractérise la dimension humaine et sociale du geste suicidaire. Comment accepter que la porte-parole du gouvernement ait pu contester la dimension de critique politique de l'auto-immolation du jeune étudiant (qui venait de perdre le versement de ses bourses) devant le CROUS, à Lyon, le 8 novembre 2019 ? C'est refuser la complexité de sens contenue dans tout geste suicidaire.

Peut-on prétendre se préoccuper des familles, leur donner une place, sans entendre leurs interrogations sur l'hérédité, les questions de filiation et de transmission, mais aussi de contagion suicidaire ?

Une véritable politique préventive ne peut se construire que solidement appuyée sur trois piliers – chacun restant à sa place, apportant ainsi une expérience indispensable : les professionnels du soin, les bénévoles du réseau associatif, les familles éprouvées par un geste suicidaire dans leur entourage. Finalement, loin d'un catalogue de mesures, ce qu'il faut avant tout c'est donner du sens et rassembler les mesures préventives autour de quelques orientations fortes.

On ne peut pas prévenir en faisant fi de la réalité ; la politique préventive n'intervient pas dans un pays imaginaire, mais dans le monde réel, une France marquée depuis plus de trente ans par le chômage de masse et, depuis 2008, par une crise financière et économique majeure. La prévention doit tenir compte de l'état de la société, des institutions, des entreprises.

On ne peut pas prévenir enfin sans se préoccuper des effets familiaux et sociaux liés à tout suicide mortel ; à l'onde de choc qu'il provoque autour de lui : sa prise en compte, dans la vie des familles, des institutions, des entreprises, doit être considérée comme une obligation de santé publique.

Dans le vaste champ des politiques de prévention, celle du suicide occupe ainsi une place singulière, révélant l'importance que la société attache à la vie de toute personne humaine. La prévention du suicide requiert la vigilance de l'entourage, de l'ensemble des citoyens, et la compétence des soignants et des professionnels ; elle est un marqueur de la solidarité avec ceux qui ressentent la détresse ou le désespoir, qui nous pousse à dépasser l'individualisme qui régit les relations humaines et sociales d'aujourd'hui. Il n'y a pas de prévention possible en dehors d'un projet de vivre ensemble, solidaire et fraternel.

Pourtant, en termes de suicide, la France n'a pas la culture de la prévention. Si à travers la protection maternelle et infantile (PMI), puis la médecine scolaire, les enfants sont correctement suivis et les mesures préventives habituellement mises en œuvre, la médecine des adolescents puis des jeunes adultes est insuffisamment développée. Les centres de santé étudiants qu'avait développés la MNEF dans l'après-guerre ont disparu. Quant aux adultes, ils peuvent bénéficier de la médecine du travail, dont on sait aussi qu'elle est en grande difficulté, mais il n'y a aucun dispositif particulier pour les adultes hors emploi, il n'existe rien pour les chômeurs, les précaires, les surendettés qui sont en risque majeur d'idées suicidaires, de passages à l'acte et de mort par suicide. C'est tout un champ qu'il faut développer de façon déterminée. Depuis que l'on dénonce cette situation, c'est-à-dire plus de vingt ans, rien n'a encore été entrepris…

Lors de la retraite qui est aussi une période de fragilisation psychologique, les habitudes médicales sont souvent installées (le recours aux généralistes ou aux spécialistes), mais pas chez tous les retraités, loin de là ; il n'y a aucun organisme qui considère la santé des retraités et des personnes du grand âge comme une préoccupation spécifique. On sait pourtant que c'est dans cette période que peuvent resurgir des traumatismes anciens, parfois recouverts par des décennies de vie familiale et sociale sans encombre. Les retraités et personnes âgées vont vivre alors une situation de stress et même de réaction dépressive. Il en est ainsi des femmes violées dans leur enfance qui revivront après une vie sociale et familiale active, ce traumatisme insupportable, ou encore des soldats du contingent qui participèrent à la guerre d'Algérie par exemple.

La prévention du suicide passe par une meilleure connaissance des faits suicidaires, mais surtout des personnes qui passent à l'acte. La création de l'Observatoire national du suicide en 2013 a été un signal fort donné, mais il a fallu plus de vingt ans pour convaincre les pouvoirs publics et singulièrement les autorités sanitaires (Direction générale de la santé) du bien-fondé de sa création. C'est « l'appel des 44 », signé par des milliers de gens et des professionnels des soins, qui a permis sa mise en place. Il faut maintenant renforcer les moyens de l'ONS, décider son autonomie administrative pour en faire un véritable lieu indépendant et permanent où se définiront les mesures de prévention et de prise en charge des suicides.

Pour ce qui est de la connaissance, avant le passage à l'acte, de l'état des personnes suicidées, rien n'est vraiment possible tant que l'enquête judiciaire s'arrête du fait du caractère suicidaire de la mort. Il ne faut plus que la justice renonce à connaître – comme elle le fait en cas de meurtre – les éléments de vie de la personne décédée. Il est utile de repérer notamment toutes les situations traumatiques, même les plus anciennes, qui ont pu contribuer à une dégradation dépressive de l'état de la personne : violences sexuelles et de couple, mais aussi traumatismes de l'enfance et l'ensemble des traumatismes liés au travail, qui resteront ignorés si une enquête approfondie n'est pas réalisée.

La place des violences au travail et de la dégradation des conditions de travail est aujourd'hui totalement établie dans le risque suicidaire. Il faut donc aller avec clarté et volonté politique vers une nouvelle reconnaissance des effets des risques psychosociaux au travail, notamment du burn-out, en l'inscrivant dans le cadre des maladies professionnelles. Le syndrome d'épuisement professionnel qui atteint de nombreuses personnes au sein de la population active, ne peut pas être considéré plus longtemps comme une « fragilité » personnelle des individus.

Tous les métiers qui nécessitent une implication personnelle forte dans la relation humaine, c'est-à-dire les métiers du soin, de l'éducation, mais aussi du maintien de l'ordre (police, gendarmerie, surveillants de prison) nécessitent une nouvelle approche de leurs conditions de travail qui provoquent un risque fréquent de fragilisation psychique. Puisque beaucoup de ces métiers relèvent de la fonction publique il paraît pertinent d'aborder les problèmes du bien-être psychologique et relationnel de l'ensemble de ces fonctionnaires dans une approche interministérielle mobilisant la justice, la police, la santé et l'éducation nationale. Un tel dispositif déterminera une nouvelle façon d'aborder la réalité professionnelle de l'ensemble de ces métiers et les mesures à prendre de protection de leur santé : il ne s'agira plus de choisir les infirmières plutôt que les policiers mais de comprendre ce qu'il y a de commun dans leur travail respectif et ainsi de prendre les mesures d'ensemble qui concourront à leur qualité de vie au travail.

Trop souvent les politiques de prévention se font en silo. Le programme de prévention des armées, fort éclairant par ailleurs, n'est pas étendu dans une partie de ses préconisations à la police ; le ministère de la Défense ne travaillant peu ou pas du tout sur ce plan avec le ministère de l'Intérieur.

La prévention du suicide doit être l'occasion de développer une nouvelle politique publique de santé, il nous faut véritablement changer notre culture médico-sociale. S'il est difficile de parler du suicide, il est toujours plus douloureux de se taire.

« Les entreprises sont en retard dans la prévention du suicide. »

Pour les directions d'entreprise, notamment celles des grands groupes, les licenciements, les délocalisations, la pressurisation de la sous-traitance, permettent des gains financiers rapides mais aggravent le mal-être des salariés.

Christian Larose, Secrétaire général de la Fédération CGT du textile, cuir et habillement

Plusieurs facteurs altérant les univers du travail ont été mis largement en évidence tant par les experts, les chercheurs que dans plusieurs rapports depuis dix ans. Henri Lachmann, ancien patron de Schneider, a ainsi dénoncé en 2010 avec Muriel Penicaud, à l'époque DRH de Danone puis ministre du Travail, et Christian Larose, ancien Secrétaire général de la CGT du textile, le « court termisme » qui bride les stratégies sociales des entreprises.

La religion du dividende élevé et à générer rapidement – parfois en dépit des cycles naturels des firmes – aboutit au sacrifice de ce qui est vraiment important sur l'autel des urgences immédiates.

La cotation boursière, les attentes des actionnaires et du cortège d'analystes financiers conduisent à la mise en place d'une direction par objectif (DPO). L'ensemble des acteurs sont alors sous tension avec une obligation de résultats qui sont appréciés de manière très régulière à partir de *reporting* rapprochés et d'évaluation individuelle constante. Ces objectifs imposent des exigences professionnelles en cascade qui peuvent être démesurées et mettre les salariés en difficulté. La course à la performance. Le « toujours plus dans le moins de temps » sollicite tous les organismes. Cette financiarisation des multinationales s'est étendue à l'ensemble des entreprises de taille intermédiaire ou moyenne, appartenant ou dépendant d'ailleurs souvent de ces groupes.

Cette mutation du travail a été accompagnée par les nouvelles technologies de l'information et de la communication qui ont aussi permis de reconfigurer les manières de travailler en accélérant les rythmes, en accroissant les amplitudes de travail. « La toute-puissance » du travail s'exerce au sein de la vie privée, le travail grignote toutes les autres activités. Désormais en raison de la « laisse électronique » qui lui donne plus d'autonomie, mais qui étend paradoxalement son lien de subordination, le travailleur ne sort plus vraiment du travail. Qui plus est le contrôle de l'activité devient aisé à l'ère du digital.

Un éloignement du réel

Pour le dirigeant des grandes entreprises, l'ensemble des salariés c'est avant tout la « masse salariale ». Dans la majorité des entreprises, le PDG, qui est d'abord un financier, ne connaît guère les personnes au travail au-delà de l'équipe de direction, et d'un premier cercle de management. À l'exception toutefois des individus identifiés comme appartenant à la catégorie des hauts potentiels. En règle générale, les dirigeants n'ont pas le temps ou ne prennent pas le temps pour s'immerger dans la réalité quotidienne de leurs subordonnés, de se rapprocher des personnels, de descendre sur le terrain.

En bref, la « masse » salariale porte bien son nom. Une « masse » informe composée d'individus aux visages peu identifiés et aux spécificités méconnues. Une « masse » qu'il s'agit parfois de faire « maigrir » en raison de son coût financier et de la concurrence exercée par les outils numériques qui modifient largement l'activité, de plus en plus de fonctions étant transférées à l'intelligence artificielle.

Un système assurantiel qui déporte les coûts sur l'Assurance maladie et sur les contrats d'assurance

Les grandes firmes couvrent leurs risques doublement. D'une part en raison de contrats souscrits auprès de sociétés privées d'assurance. Ces contrats leur permettent de faire face, par exemple, à un suicide requalifié ensuite en accident du travail, en raison d'une faute inexcusable de l'employeur. Et d'autre part grâce à la Sécurité Sociale. Le régime d'assurance maladie alimenté par les cotisations des salariés supporte une grande partie des coûts des maladies professionnelles qui devraient revenir à la branche Accident du travail et maladies professionnelles (AT/MP) dont le financement est assuré par les seules entreprises. Bien sûr chaque année la branche AT/MP reverse une contribution à l'Assurance maladie pour tenter de compenser ces coûts mais on est bien loin du compte. Une grande avancée en prévention consisterait à faire supporter aux entreprises qui sont mauvaises élèves un malus plus important pour les inciter à agir en amont, en anticipant et en prévenant les risques.

La précarité sociale incite les actifs à adopter une logique sacrificielle

Désormais dans tous les secteurs professionnels s'installe le culte de la performance récurrente qui requiert « le surengagement » au travail de tous les acteurs. Que le cadre dit supérieur soit fortement engagé en relation avec la reconnaissance dont il bénéficie est compréhensible, en revanche l'engagement sacrificiel d'un grand nombre de salariés à tous les étages des entreprises ne peut pas se comprendre si on occulte la pression d'un chômage de masse apparu à la fin des années 1970. L'employé, le cadre de proximité, le technicien, par peur de la perte d'emploi, par crainte de la déchéance sociale acceptent des rythmes de travail très soutenus et souvent des conditions de travail délétères.

En France, ces conditions de travail néfastes ont été démontrées par le Centre d'étude de l'emploi et du travail en 2017. La France est en Europe parmi les trois pays les plus exposés à cette situation regrettable (avec la Grèce et l'Espagne). La vulnérabilité des salariés mise en évidence par cet organisme a été calculée par l'agrégation des facteurs liés à l'environnement de travail physique ou social et des facteurs liés au contenu et à l'organisation des activités dont une forte intensité de travail et des horaires atypiques. Les données à la base de l'étude proviennent des cinq dernières éditions de l'enquête européenne sur les conditions de travail.

Le changement non concerté génère confusion de l'ordre et de la réalisation. En France, le plus souvent, le changement n'est ni concerté, ni participatif. Héritage d'un État centralisateur, d'un management par des élites dont la sélection très précoce a renforcé à la fois l'égo et la distance au réel, le changement s'inscrit dans une logique néo-taylorienne. Il y a ceux qui savent et qui pensent et les autres, ceux qui doivent appliquer et souvent subir. L'ordre qui peut parfois venir du sommet de l'entreprise renvoie à l'instruction, au mode opératoire, aux consignes, en vue d'une mise en œuvre rapide. La réalisation suppose en aval sur toute la chaîne de management la mobilisation des moyens, l'ordonnancement des énergies, la définition de calendriers, l'application par tous d'un programme dans le détail. Ce programme qui doit tenir compte des aspects culturels c'est-à-dire ce qu'il est courant de nommer résistance au changement. L'ordre donné est aussitôt considéré comme exécuté. Mais l'efficacité résulte-t-elle de cet impératif ? On peut en douter.

Le système tient donc à la fois de la forte implication des salariés, et de leurs compétences. La démarche gagnerait énormément en efficacité et éviterait bon nombre d'écarts si on prenait plus de temps en amont pour définir les projets de changement en retenant des phases d'implémentation et de concertation susceptibles d'éviter des « opérations à marche forcée ».

La méfiance culturelle paralyse l'action systémique des acteurs de l'entreprise

Les grands patrons ont été alertés par les effets multiples de ces crises. Pendant quelques années ils ont intégré dans leur stratégie de dirigeants de nouveaux indicateurs pour réagir au mieux et éviter toute dérive qui pourrait être coûteuse en image pour leur entreprise. La réputation se traduit aussi en part de marché. Cette période n'a hélas pas permis de développer une véritable culture de prévention, qui demeure très sporadique, démobilisant de fait les acteurs.

Une crise éclate, les acteurs se mobilisent peu ou prou pour y faire face parfois avec un expert. Le diagnostic passé, le plan d'action commence à se mettre en place mais il ne sera guère suivi. Bien vite, une urgence en chasse une autre et le dossier passe en second rang. Pour peu que le DRH quitte l'entreprise ou que le délégué syndical qui portait le sujet parte en retraite, l'affaire s'enlise d'elle-même. La capacité à cristalliser dans des stratégies de long terme des pratiques de management de la prévention demeure un vrai challenge. Les entreprises ne savent pas vraiment suivre dans la durée la prévention des risques dits psychosociaux et capitaliser sur l'expérience.

Une des difficultés à installer le changement en entreprise ou dans les services publics est la méfiance des dirigeants vis-à-vis des médecins, des conseils, des psychologues ou psychiatres. Le chef d'entreprise se refuse à être un patient. Un dirigeant dans la majorité des cas est une personne qui ne doute pas de lui. Il doit être capable avant toute chose de « faire tourner » sa boîte. Voilà pourquoi cette approche des risques psychosociaux ou de la qualité de vie au travail ne peut pas se mener par l'approche médicale et individuelle, au risque de voir le dirigeant décrocher du fait de sa méfiance dans les conclusions des sciences humaines. Il sera en revanche plus à l'écoute des caractérisations organisationnelles, par exemple, en cas de dysfonctionnement.

Une autre méfiance subsiste entre les hommes de la technique, les ingénieurs et les personnes en charge des ressources humaines. La difficulté à parler le même langage, à partager les mêmes concepts, en fait à se comprendre.

Cette mauvaise compréhension se retrouve aussi entre les psychologues et l'encadrement. En général les psychologues sont assez bons pour les constats réalisés sur la base d'entretiens individuels ou parfois collectifs mais peuvent ensuite éprouver des limites à imaginer comment l'entreprise peut évoluer. De même en ce qui concerne les médecins du travail, ils sont souvent au cœur de situations délicates, peuvent s'y investir mais sont parfois aussi limités dans l'expression car ils redoutent la rupture du secret médical.

Cette méfiance culturelle entre les acteurs tend les relations et renforce les difficultés inhérentes au changement.

Parfois les difficultés viennent aussi de l'expert qui cherche à exister. Il est celui qui sait. Il affirme la vérité qu'il détient. L'expert peut alors développer un déficit d'écoute. Il ne sait pas toujours se nourrir des objections de l'autre. Il ne sait pas non plus parfois douter de lui-même.

Le DRH est de moins en moins un tiers de confiance

Les directions dites de « ressources humaines », comme si les salariés étaient de simples ressources que l'on épuise, sont ravalées au seul rang de *corporate*, c'est-à-dire qu'elles sont incapables de s'opposer de manière dialectique aux décisions qui ne prennent pas suffisamment en compte l'être humain au travail. Un bon DRH faut-il le rappeler est celui qui sait anticiper les impacts sociaux d'une stratégie et qui ose dire à sa direction « Attention on ne peut pas agir comme cela sinon on va exposer la santé des salariés ! » ou encore « Prenons garde on doit prendre en compte nos obligations de santé et de sécurité ». Heureusement, certaines directions du personnel, qui ont su préserver leurs prérogatives par rapport aux directions financières et aux directions générales, se montrent capables de mener à bien des actions de prévention efficaces, même si c'est encore loin d'être la majorité.

La fonction RH doit être revalorisée au sein de l'entreprise étant donné son importance. C'est elle qui doit prendre en charge les conséquences des changements dont l'accélération trop rapide est souvent mal maîtrisée par le management. En bref un bon DRH n'est pas simplement l'exécutant d'une stratégie décidée en dehors de lui. La fonction RH doit être associée à l'ensemble des choix stratégiques du comité de direction. Elle doit assumer souvent des choix aux lourds impacts humains et avec des moyens comptés, la fonction RH affronte le réel, à savoir la résistance et souvent le rejet de la part des salariés et de leurs représentants des orientations stratégiques et sociales proposées si ce n'est imposées.

En bref, aujourd'hui, deux grands types de DRH semblent se dégager. Le DRH « téméraire », qui ose prendre des initiatives en prévention. Mais, faire entendre des choix différents et les imposer l'amènent souvent à l'affrontement avec sa Direction générale. L'autre est celui dont on pourrait qualifier la gestion de « profil bas ». Il ne fait pas de vague et est maintenu à son poste. Dans tous les cas, leur métier est un de ceux qui rencontrent le plus de pathologies psychiques liées au travail.

À quand l'élaboration d'une charte éthique du DRH afin de permettre à chaque responsable de trouver des repères à son action ? À quand l'expression publique d'une vision autre que le seul culte de l'efficacité et de la performance ? C'est dans cette perspective que s'inscrit la mission de prévention assumée hier par le CHSCT (Comité d'hygiène, de sécurité et des conditions du travail) et dévolue aujourd'hui au CSE (Comité social et économique).

Pour les responsables d'entreprise, le chemin à accomplir est encore long mais le pilotage de la prévention des suicides devrait se réaliser, et la prise en compte des avantages significatifs procurés par cette prévention sera déterminante à terme.

« Après un suicide, l'entreprise doit réagir rapidement. »

Un suicide ou une tentative de suicide constitue une situation de choc pour l'ensemble de l'entreprise. Cet acte, d'une violence extrême, laisse souvent les différents acteurs de l'entreprise dans le désarroi. D'autant plus lorsqu'il existe la présomption d'un lien avec le travail. La manière dont l'entreprise va tout d'abord traiter l'urgence puis analyser cet événement est déterminante pour la suite de son activité.

INRS, janvier 2017

La mort, quand elle survient de manière brutale, déstabilise et entraîne obligatoirement des questionnements pour les salariés et le management. Elle peut générer aussi des troubles chez ceux qui demeurent, voire participer à la fragilisation d'autres salariés. Pour résoudre la crise, il convient donc de mettre en place une série d'actions adaptées. Rien d'impossible à cela, c'est histoire de volonté, de hiérarchie des choix et à dire vrai d'humanité.

Il faut savoir également qu'une fois les premières mesures d'urgence obligatoires prises (appel d'un médecin et de la police), il sera indispensable de réaliser une enquête approfondie à partir d'un diagnostic partagé, qui ne pourra se faire qu'avec la participation de tous : dirigeants, représentants du personnel, service de santé au travail. C'est pourquoi l'encadrement doit anticiper la crise et se former pour ne pas la subir.

Le traitement de telles situations demande une bonne capacité de réaction et des prises de décision rapides et éclairées. Percevoir clairement les priorités et prendre des décisions adaptées permet de ne pas renforcer la crise. La mise au point d'un plan d'urgence pour prévenir l'éventuel suicide d'un collaborateur ou y faire face devient donc une nécessité pour l'entreprise.

En cas de crise ouverte, une cellule devra être capable de lancer et de développer des actions simultanées et devra rendre compte tant à sa hiérarchie qu'aux représentants du personnel.

Les actions d'urgence

– Prendre en charge le corps de la victime. Dans l'attente des premiers secours, la soustraire aux regards. Mener toutes ces actions avec humilité, précaution et respect.

– Se réunir très rapidement dans l'extrême urgence et se répartir les tâches à accomplir. Les personnes devront donc être choisies en fonction de leur capacité d'intervention qui suppose une certaine proximité et une latitude opérationnelle.

– Rassembler les représentants du personnel (DP et/ou CHSCT) et ouvrir un débat authentique avec eux.

Les formalités administratives et obligations légales

– Faire établir par un médecin généraliste le constat de décès, mentionner dans la déclaration l'origine suicidaire.

– Rédiger la déclaration d'accident de travail si le suicide a eu lieu dans l'entreprise et pendant le temps de travail.

– Informer les différents services concernés de l'État et de la Sécurité sociale.

– De façon pratique, la cellule de crise devra commencer à réunir les éléments pour le dossier, strictement confidentiel, qui rassemblera toutes les pièces liées à cet événement.

– Préparer dans le détail et participer aux enquêtes officielles (police, CRAM, Inspection du travail). Il est primordial de bien préparer celles-ci car la superposition des différentes démarches peut occasionner un rejet ou une lassitude des salariés interrogés. La cellule de crise prendra le temps d'expliquer à chacun les différentes démarches en cours dans leur spécificité, les statuts divers des enquêteurs, les enjeux et résultats à attendre de ces enquêtes.

– Engager les actions, pour le cas échéant, réaliser une enquête approfondie sur les causes et les conditions du suicide en associant les représentants du personnel (enquête CHSCT ou CSE).

Information/Communication

La communication est ainsi un enjeu fort pour bien appréhender la crise qui survient. Il conviendra de désigner pour la conduire un référent unique qui devra gérer tous les aspects de la problématique. Plusieurs questions se posent : Que dire ? Que taire ? Comment, en tant que manager, ne pas se mettre en difficulté, susciter des réactions négatives par des formulations maladroites ou inappropriées ? Comment maîtriser la question judiciaire et gérer à travers la communication le problème de la réparation et de l'éventuelle mise en cause de la responsabilité ?

– Désigner un correspondant pour les membres de la famille : DG ou DRH. Il devra prendre contact avec les membres de la famille pour organiser une rencontre au mieux, soit en se déplaçant, soit en invitant les membres de la famille, en prenant en charge leurs frais de déplacement.

– Décider quelles actions de communication mettre en place, notamment en direction des salariés proches et moins proches, et de la famille. La cellule de crise devra les mettre en œuvre dans les heures qui suivent le constat du drame.

Une communication brève devra satisfaire à la pudeur. Elle devra être diffusée en interne aux différents niveaux de la hiérarchie de l'établissement, ou de la société, auprès de l'ensemble des instances représentatives du personnel, des services de santé au travail, des services de prévention des risques et, bien entendu, des salariés. Il paraît inutile, dans un premier temps, d'aborder la question de la qualification de l'acte en accident du travail. L'entreprise donnerait l'impression de « chipoter » ou de fuir ses responsabilités. Il serait malvenu d'entrer dans un débat technique et juridique (par exemple, la présomption d'imputabilité) alors que les salariés sont encore sous le choc.

Les actions à mener en direction de la famille

Le correspondant qui a été désigné, si possible un membre de la Direction ou de l'encadrement du service de la victime, a une mission délicate à remplir pour assurer au mieux une mission essentielle de représentation de l'entreprise.

Il devra prendre rapidement contact avec la famille et rendre des visites pour assurer un soutien moral et proposer si possible un soutien matériel, notamment pour les démarches administratives.

Dans un bon nombre de crises, des réponses précises, qui auraient pu permettre de mettre en évidence la dimension humaine de l'entreprise, n'ont pas été apportées, qui ont pour conséquence d'accentuer la douleur et les ressentis négatifs. Frustration, irritation, colère ont été générées, qui auraient pu concrètement être épargnées (partage de la douleur par le management, temps consacré à des échanges...).

– Comment se passe la question de la fiche de salaire et des rémunérations dues ?

– Concrètement, quel est l'intérêt que ce drame soit reconnu ou pas comme accident du travail ?

– L'entreprise va-t-elle participer ou prendre en charge les frais de la cérémonie ?

– Qui peut venir à la cérémonie funéraire ? Le DG ou le DRH seront-ils présents à la cérémonie ? Les salariés proches peuvent-ils venir ? Auront-ils l'autorisation d'absence indispensable de la part de l'employeur ?

– Un budget fleurs est-il prévu ? Possible ?

L'entreprise doit également mettre en place des actions de prise en charge psychologique pour soutenir les autres salariés, telles que :

– Prendre soin des personnes qui ont été à l'origine de la découverte du corps. Nous avons constaté que souvent les responsables des services de sûreté/sécurité étaient les premiers arrivés sur le lieu du drame. Cette remarque incite donc à mettre dans la boucle de la communication les sociétés de service qui sont les employeurs en sous-traitance. En effet, leurs salariés seront affectés et très souvent les premiers interrogés par les différents services d'enquête.

– Réunir les plus proches collaborateurs de la victime de manière quasi-spontanée (poste de travail, équipe, service). Organiser la réception de chacune d'entre elles par le médecin du travail assisté du psychologue. La mise en place d'une structure de soutien psychologique pour les collaborateurs les plus proches de la victime est indispensable.

– Il nous semble important d'ouvrir une possibilité de rencontre de manière systématique. Certes, il n'y a pas d'obligation mais une forte incitation à participer à une rencontre. Ceux qui ne désirent pas assurer cette rencontre peuvent alors le manifester en déclinant cette offre. Mais, il est important de ne laisser personne dans l'isolement.

– Il paraît essentiel de faire travailler le groupe par expression orale afin que les émotions s'apaisent. Le médecin du travail peut animer cette première réunion et celles qui suivront à la condition qu'il ait une bonne formation psychologique, sinon il doit se faire aider par un psychologue ou psychiatre et éviter ainsi un rejet ou des interférences malvenues.

– Il convient de recentrer les émotions en les dirigeant sur le travail. Ce « déversement » peut être compris comme un moyen d'évacuer, par la parole autorisée, les fortes émotions. Dans ce groupe de travail, le manager ne doit pas être présent afin de permettre la liberté de parole. Il est essentiel que la première réunion intervienne très vite après le drame. Un suivi peut s'opérer sur environ 8 semaines.

Enfin, il est frappant de voir la symbolique qui s'attache parfois aux lieux. Ainsi lors d'une crise en entreprise, un salarié s'est suicidé selon le même protocole qu'une précédente victime 5 ans auparavant… Il semble important, même symboliquement, de prévoir parfois des travaux pour modifier et rénover les locaux dans lesquels un drame est survenu. Bien entendu, la rénovation des locaux ne garantit pas que l'acte n'aurait pas eu lieu mais, tout au moins, cela reste un signe positif en direction des salariés proches.

Il faudra aussi prévoir les évolutions éventuelles et les répercussions à la suite de cette disparition : par exemple vis-à-vis d'éventuels clients…

Composition de la cellule de crise

Il faut noter que les incidences de ces drames, tout comme les modalités de prévention et de traitement, différeront selon la taille de l'entreprise, son appartenance au secteur privé ou au secteur public. Dans un premier temps, il convient de préparer et constituer une cellule de crise avec un plan d'actions.

Pour les entreprises de taille modeste, le chef d'entreprise est assisté du médecin du travail et d'un psychologue.

Dans les entreprises de plus grande importance, la cellule de crise doit être composée :

– D'un manager ayant un vrai pouvoir décisionnel : soit le DG, soit le DRH, soit les deux avec une répartition précise des rôles et fonctions. Son rôle est incontournable dans cette turbulence émotionnelle.

– Du médecin du travail. En ce qui concerne le service de santé au travail, il y a plusieurs cas de figure : service autonome, service semi-autonome ou service externe. Bien entendu, en fonction de son statut et de sa disponibilité, l'implication du médecin du travail ne sera pas la même. Le médecin du travail peut jouer un rôle significatif dans la prévention d'une crise. Mais aussi dans la gestion d'une crise ouverte afin de faire émerger tous les enseignements de celle-ci. Il est rare qu'une crise suicidaire survienne sans un contexte pathogène. La survenance d'un acte suicidaire en milieu professionnel peut être considérée comme un témoin d'une situation dégradée sur le plan des conditions de travail. Le médecin du travail pourra se faire assister par un psychologue de son service, quand il n'est pas formé à la problématique des risques psychosociaux.

– L'assistante sociale, si elle est présente. Cette dernière connaît le plus souvent de manière intime les salariés. Elle pourra ainsi tirer à son niveau tous les enseignements des tensions professionnelles et anticiper sur les lignes de fractures personnelles éventuelles.

– D'une instance représentative du personnel (CHSCT/CSE) et du préventeur.

Le mandataire social au cours de cette épreuve va subir un certain nombre d'interrogatoires. Les différentes enquêtes, l'éventuelle mise en examen qui est toujours redoutée, peuvent déstabiliser. En effet, les enquêtes s'ajoutent les unes aux autres et provoquent lassitude voire agacement, scepticisme ou même rejet et dénonciation, quand ce n'est pas la violence verbale. Le mandataire social peut voir son image personnelle altérée. De plus, il suffit que le drame connaisse une forte médiatisation pour que le nom du mandataire social soit associé à la souffrance ressentie par les proches de la victime... Le mandataire social qui agit le plus souvent par délégation de pouvoir, avec un statut de salarié, ne doit pas être laissé seul pour faire face à ces différents questionnements qui se chevauchent. Il doit être assisté, sans doute par un conseil juridique pour ce qui est de la défense des intérêts de l'entreprise et de ses propres intérêts mais surtout par une personne en soutien psychologique.

Les exemples passés de gestion du suicide en entreprise montrent les écueils à éviter. Très souvent, les familles n'ont pas été reçues directement par un manager. Quand elles l'ont été, c'est souvent par des personnes interfaces insuffisamment informées pour répondre aux questions concrètes des familles et des proches. Cette façon de faire a eu pour conséquences d'accentuer la douleur et les ressentis négatifs.

Les familles n'ont pas admis que le management ne prenne pas le temps de la parole et du partage de cette douleur. Les problèmes sont restés centrés sur des enjeux de logistique morbide qui n'ont pas été pensés au préalable. Il a été parfois difficile pour les familles de récupérer les affaires de la victime. Là encore, les entreprises ont généré des frustrations, de l'irritation et de la colère.

Les dirigeants sont parfois dans le déni ou, du moins, dans la minoration maladroite. Il est plus adapté de prendre la mesure de la gravité de l'acte qui vient de se produire, de décrire succinctement les circonstances de sa survenue, de faire preuve d'humanité et de respect dans le traitement de l'information, de défendre la confidentialité comme une position éthique (qui dit confidentialité ne dit pas secret) afin de ne pas livrer la vie de la victime en pâture aux médias, de garantir dès le départ une analyse approfondie de l'acte suicidaire dans les meilleurs délais pour qu'en soient tirés les enseignements (ne pas banaliser le drame). Parfois, face à un suicide, le malaise peut être plus général. Aussi, le manager doit préciser (au risque de se répéter) que cet acte va conduire à une véritable réflexion en interne, et qu'un plan d'action va être mis en place.

Au-delà de cette réaction à la crise, il paraît essentiel de renforcer la prévention afin d'en tirer tous les enseignements quand le suicide n'a pu être évité. La prévention doit être pensée et organisée en continu sur le long terme.

« Quel que soit son coût, la prévention reste un investissement bénéfique pour l'employeur. »

Des millénaires de civilisation ont fait du suicide un tabou, un outrage à tous les codes religieux : l'homme lutte pour survivre, pas pour renoncer.

Paulo Coelho

On sait encore peu de choses sur le suicide en rapport avec l'activité professionnelle. Seule une étude en 2002 menée par les médecins du travail en Normandie a montré que le travail peut conduire des dizaines de personnes à passer à l'acte. À ce jour, cependant, il n'existe pas d'étude quantitative incontestable. L'Observatoire national des crises suicidaires travaille actuellement sur ce sujet pour donner des précisions sur les relations entre suicide et travail. Ses conclusions sont donc fort attendues, d'autant que d'autres problématiques devraient être embrassées dans ce rapport. Celle, par exemple, des conséquences d'un plan social ou encore celle du chômage de longue durée, autant de causalités méconnues de passage à l'acte suicidaire.

L'acte suicidaire s'il a lieu, « au temps et au lieu de travail » est reconnu en tant qu'accident du travail. La présomption d'imputabilité (soit le mécanisme juridique utilisé lorsque certaines circonstances sont réunies, pour instaurer une responsabilité de plein droit à l'encontre de l'employeur) joue en faveur du salarié.

Par accident du travail il faut entendre un événement soudain et extérieur en lien avec le travail ayant entraîné une lésion corporelle de nature physique ou psychique.

Dans ce cas, c'est à la Caisse primaire d'assurance maladie ou à l'employeur qui chercherait à contester le caractère professionnel de l'acte d'apporter la preuve contraire c'est-à-dire de démontrer que le geste suicidaire est étranger à l'activité professionnelle et qu'il résulte de la sphère personnelle ou d'un état dépressif antérieur.

Dans le cas où le passage à l'acte suicidaire se déroule en dehors du lieu de travail ou du temps de travail c'est à la victime survivante ou à ses ayant-droits d'apporter la preuve que l'accident ou les séquelles qui en proviennent sont bien en relation avec le travail. Peu importe dans ce cas que le salarié soit ou non, au moment de son geste, sous la subordination juridique de l'employeur, si la victime quand elle a survécu ou ses ayant-droits parviennent à montrer que l'acte est directement lié au travail.

L'acte suicidaire mobilise les thématiques de la prévention mais aussi celles de la réparation. L'entreprise et sa Direction générale en premier chef redoutent le plus souvent de voir qualifier en accident du travail un drame suicidaire, étant donné les enjeux financiers qui découlent de cette caractérisation.

Les coûts d'un accident du travail sont de nature directe et indirecte. Le coût direct concerne le montant des frais pris en charge par la cotisation AT/MP (accident du travail/maladie professionnelle), le coût indirect quant à lui résulte de l'ensemble des dépenses assumées par l'entreprise dans son fonctionnement : impacts sur la qualité, les délais, la productivité, l'organisation du travail, le recrutement, la formation des remplaçants, etc.

Les coûts d'un accident du travail varient en fonction de la gravité du préjudice subi par le travailleur, du nombre de jours d'arrêt de travail, du niveau d'incapacité temporaire ou permanente occasionné, du secteur professionnel dans lequel il survient, et du décès éventuel. Il s'agit des coûts répercutés sur les entreprises à travers les cotisations versées au titre de la branche AT/MP.

Ainsi le décès d'un travailleur survenu à la suite d'un suicide reconnu en tant qu'accident du travail n'aura pas la même incidence financière pour son employeur selon le secteur auquel appartient l'entreprise. En 2018, les coûts moyens d'incapacité permanente égale ou supérieure à 40 % ou de décès de la victime s'avéraient sensiblement variables : 539 229 euros pour la métallurgie ; 592 554 euros pour le secteur chimique ; 352 049 euros pour le secteur des services et 108 344 euros pour les activités de gros œuvres, dans le secteur des travaux publics et du bâtiment.

Il y a quelques années, l'Assurance maladie a estimé les coûts directs des accidents du travail à la charge des entreprises lorsque la Sécurité Sociale verse des prestations à la victime d'un accident du travail ou d'une maladie professionnelle. Les fourchettes indiquées ci-dessous représentent l'écart entre indemnisation minimum et maximum :

– Surdité : entre 91 764 et 137 646 euros

– Main (amputation de la main dominante) : entre 432 958 et 649 437 euros

– Décès (consécutif à un accident du travail) : 26 fois le salaire minimum, soit 621 318 euros.

Enfin d'autres coûts peuvent apparaître qui sont généralement peu quantifiés par les structures.

Le premier est celui qui résulte de la perte de motivation de la part des salariés qui sont dans la tourmente et vivent durement sur le plan émotionnel le contexte de ce(s) passage(s) à l'acte. Cette perte de motivation peut d'ailleurs conduire les plus qualifiés à partir dans d'autres structures. Ces pertes de compétences peuvent toucher des fonctions critiques, voire stratégiques. En toute hypothèse, quand la fierté d'appartenance à la structure recule, s'ensuit le plus souvent une perte de productivité.

Le second coût est lié à l'altération de l'image de marque et de la réputation de la structure.

Cette altération peut ainsi amener les dirigeants à changer le nom de la structure. Cette perte réputationnelle joue sur les recrutements en particulier pour les jeunes générations très sensibles à ces questions. Elle joue aussi sur les commandes, une entreprise qui aurait une image dégradée sur une longue durée serait menacée de disparition.

Enfin une crise mal gérée peut conduire au renvoi de l'ensemble de la Direction de la firme ce qui là encore peut avoir des coûts systémiques ultérieurs assez mal appréhendés.

Ainsi, un rapide calcul permet de situer l'importance considérable pour une structure d'éviter les traumatismes liés aux crises suicidaires. Bien sûr, le premier impératif est celui de préserver l'existence, car rien ne peut justifier que l'on meure au travail. Mais au-delà même de cet impératif d'ordre kantien, on pourrait en se situant sur le seul plan de la finance trouver raison pour entreprendre de manière structurée des actions de prévention cohérente et récurrente. Les gestionnaires avisés y verraient matière pour assurer la rentabilité de l'entreprise étant donnés les coûts directs et indirects et les sommes *in fine* en jeu.

Cette approche destinée à la préservation des hommes et des grands équilibres ne se déploie pas comme elle le devrait.

Technologia, depuis des années, c'est une autre face de son métier, qualifie ainsi sur le plan financier et comptable les accidents du travail survenus tels que les suicides. Cette objectivisation par les coûts s'avère particulièrement utile quand il s'agit de mesurer les investissements nécessaires à la prévention. Un euro d'investissement rapportant au moins quatre euros et pouvant en générer, selon les situations spécifiques, près de dix.

À la lumière de ces indicateurs chiffrés et incontestables, une stratégie de prévention active, récurrente doit garantir la santé des êtres humains au travail, cette action de long terme étant aussi l'assurance d'une « compétitivité durable », compte-tenu des coûts engendrés par les suicides reconnus en accidents du travail, les défauts de sécurité et la non-prévention des risques psychosociaux.

Une existence, il convient de le rappeler, n'a pas de prix et l'exposition aux risques – hélas – ne peut être réduite totalement. En revanche, la perfection des moyens et les compétences à mobiliser devraient être sensiblement améliorées pour réduire les risques.

Conclusion

Faire de la prévention du suicide une grande cause nationale de santé

En France, chaque année, plus de 11 000 personnes se donnent la mort pour échapper à une souffrance devenue insupportable. À ces suicidés, il convient d'adjoindre environ 120 000 suicidants qui fréquentent les urgences après avoir basculé dans une tentative de suicide. En métropole plus d'une personne se donne la mort chaque heure qui passe. La Fondation Jean Jaurès a réalisé en 2016 une grande étude pour dresser un panorama de ces suicidants mais également des suicidaires. Elle révèle que le nombre de ces derniers ayant déjà envisagé sérieusement le suicide s'élève à 20 %, soit un Français sur cinq !

27 morts par suicide chaque jour et aucun véritable sursaut pour enrayer cette dynamique morbide ; la banalisation fait son œuvre en raison, en particulier d'une forme d'acceptation par la classe politique de ces cris silencieux qui ne devraient jamais se transformer en fatalité malgré le succès en demi-teinte des journées nationale et internationale d'incitation à la prévention.

En dépit d'une baisse de 26 % du taux de morts par suicide entre 2003 et 2014, la France reste à la traîne des autres pays. Le taux de suicide qui se situait selon l'OCDE en 2015 à 13,1 pour 100 000 habitants demeure l'un des plus élevés en Europe derrière la Finlande, la Belgique et les pays de l'Est ; la plupart des pays voisins connaissent des taux sensiblement plus faibles de passage à l'acte même s'il convient de prendre garde, toutes choses égales par ailleurs, aux comparaisons hâtives car les études statistiques ne sont pas toujours aussi efficientes dans tous les pays.

Il n'en reste pas moins que l'Hexagone est en retard en matière de prévention et demeure chef de file en Europe, avec quelques pays de l'Est, de la mort par suicide. On peut regretter la relative clémence des citoyens vis-à-vis des politiques en charge de ces questions santé qui n'apparaissent que rarement dans les débats. En France il y a une vision assez consensuelle de bienveillance vis-à-vis de l'action publique. Cette vision diffère nettement de celle des pays nordiques et anglo-saxons où la méfiance à l'égard de la puissance publique force celle-ci à justifier systématiquement son action (ou son inaction) en démontrant la valeur ajoutée des investissements et régulations publics.

Cette surmortalité peut être quantifiée en comparant la France à quelques pays voisins qui lui sont similaires. L'Italie parmi les bons élèves en matière de prévention affichait un taux de 5,7 décès pour 100 000 habitants en 2015, l'Espagne se situait à 6,8 en 2016 et la même année l'Angleterre à 7,3. La Grèce offre bon nombre d'enseignements, car même en période de grandes difficultés économiques et sociales le suicide y demeure très faible, le plus bas d'Europe, 4 pour 100 000 habitants en 2016. Pourtant ce pays a connu une forte remontée des drames en raison de sa débâcle économique et de l'instauration d'une austérité qui a eu de lourds impacts psychologiques et sanitaires. En France aussi la montée de la précarité et les difficultés professionnelles expliquent en partie le taux actuel de suicides. Une étude de 2012 menée pour analyser les impacts de la crise économique par les universités de Cambridge et de

Liverpool a objectivé le lien entre la montée du chômage et le suicide. Les soucis financiers, l'endettement, la peur de perdre son logement ou le déclassement social attisent les comportements désespérés.

Une approche rapide démontre ainsi que la France affiche un taux de suicide double de ce qu'il pourrait être en regard de pays comparables. La surmortalité par suicide concernerait au bas mot 4 000 personnes chaque année. Quant à la quantification des blessés qui auraient pu être épargnés par suite de l'évitement d'actes auto-agressifs, elle se situe à l'échelle de plusieurs dizaines de milliers.

La mort par suicide appauvrit de plus grandement le pays. Il faut hélas passer par la comptabilité pour démontrer la gabegie de nos gouvernants qui depuis plus de 50 ans n'ont pas pris les mesures qui s'imposaient pour faire de la prévention du suicide une grande cause nationale.

Pour situer la gravité de ces manquements successifs, on peut établir une comparaison avec les morts survenus sur la route en raison d'accidents qui sont passés de plus de 16 000 au début des années 1970 à un peu plus de 4 000 en 2018. Selon l'Observatoire national interministériel de la sécurité routière (ONISR) en 2016, les accidents de la route ont représenté 2,2 % du PIB français. L'insécurité routière a un coût global pour la société française de 48 milliards d'euros dont 11 milliards au titre de la mortalité et 22 milliards au titre des hospitalisations. Pour parvenir à éradiquer l'hécatombe routière, plusieurs grandes campagnes nationales de mobilisation et de communication ont été organisées par les pouvoirs publics au cours de ces dernières années. Ces campagnes ont permis de renforcer les bienfaits d'une meilleure sûreté des voitures qui ont connu une amélioration qualitative de la sécurité de leur équipement, et ont aussi porté sur la signalisation routière et l'agencement des voies de circulation ainsi qu'une politique plus déterminée contre la délinquance routière. Finalement, tous ces efforts conjugués ont préservé l'existence de dizaines de milliers de personnes, et ont évité l'évaporation de plusieurs centaines de milliards d'euros.

Dans son rapport « Éléments pour une révision de la valeur de la vie humaine » en 2013, France Stratégie a estimé par de savants calculs ce que « vaut » une vie humaine en France en ce début du XXIe siècle. Cet organisme d'État est parvenu, dans la continuité des réflexions conduites par deux groupes de travail en 1994 et 2001, à évaluer celle-ci à un peu plus de 3 millions d'euros. Cette quantification compliquée et dérangeante ne doit pas rebuter par peur du cynisme. Les fonds publics sont limités et les dirigeants doivent en optimiser l'utilisation. Si des ressources sont gaspillées sur des utilisations aventureuses, elles ne peuvent plus alors être mobilisées sur des causes importantes. Mesurer à l'aune de la valeur de la vie, même si certains peuvent crier à la marchandisation du vivant, reste une construction théorique qui peut guider la réflexion en vue des investissements publics. La plupart des pays agissent ainsi pour arrêter leur choix d'investissement en santé et en sécurité. Ce plaidoyer, lancé par plusieurs économistes pour un recours accru au calcul socioéconomique, n'a pas vraiment porté en France. L'usage reste aujourd'hui circonscrit au secteur des transports, le secteur de la santé ne l'utilise que rarement ce qui permet de rendre compte sous un autre volet des manques et retards en prévention des crises suicidaires laissée en grande partie à la charge des associations heureusement fortement investies.

Une politique préventive digne de ce nom – et digne de notre pays – doit se construire sur les trois piliers suivants :

– D'abord prévenir la répétition des passages à l'acte suicidaire. Parmi les 120 000 personnes qui tentent de se suicider chaque année un nombre conséquent en réalisera une seconde (c'est le cas de 30 % des adolescents qui répètent leur geste dans l'année qui suit leur première tentative de suicide) puis une troisième, et parfois en mourra. Ces jeunes et moins jeunes devront trouver les chemins du bien-être après un passage à l'acte qui les marquera fortement ainsi que leur entourage. Les accompagner dans ces retrouvailles avec la vie qui reprend son cours demande l'intervention d'équipes compétentes et disponibles, pour inscrire ce soutien dans la durée bien au-delà des quelques jours d'hospitalisation que leur état nécessite ; cette continuité de la prise en charge, ces rendez-vous programmés, cette prise de nouvelles à distance, supposent des moyens humains et organisationnels, qui ne sont pas au rendez-vous dans les hôpitaux, en sous-effectifs et minés par le burn-out de ses personnels soignants. Il faut que l'hôpital sorte de sa crise si l'on veut qu'il agisse efficacement pour faire face aux crises suicidaires que traversent beaucoup trop de nos concitoyens !

– Éviter le premier passage à l'acte qui peut être en même temps – lorsque le sujet en meurt – le dernier ; c'est particulièrement vrai avec le vieillissement des personnes concernées. Cette orientation suppose une connaissance approfondie des populations à risque suicidaire élevé et des situations personnelles et collectives qui rendent possible le passage à l'acte. Nous avons précisé les caractéristiques de ces populations au fil des pages de cet ouvrage ; mais il reste à mobiliser les instances sanitaires et sociales, et leur donner des moyens nouveaux pour aller à leur rencontre avant même qu'elles n'expriment véritablement leur détresse. Il faut aller au-devant de toutes celles et tous ceux, étudiants, salariés précaires, agriculteurs, surendettés, soignants épuisés, policiers dévalorisés, chômeurs rejetés, femmes violées et murées dans le silence, que la société laisse au bord du chemin.

– Éviter l'onde de choc du suicide d'un proche qui provoque chez de trop nombreux parents, frères et sœurs, camarades de classe, collègues de travail, amis, un traumatisme psychique intense qui fragilisera leur quotidien, leur vie émotionnelle affective et sociale sur une longue période. La prévention du suicide ne peut les ignorer, ils doivent être accompagnés, et pas seulement au moment de la connaissance du décès.

Prévenir le suicide ce n'est plus seulement attendre l'appel de ceux qui sont dans la détresse (c'est ce que font les associations d'écoute, véritables pionnières de la prévention du suicide), c'est aller au-devant de toutes celles et ceux qui peuvent traverser un moment de découragement, d'échec, de rupture, et qui ne savent pas à qui parler.

Face à cette détresse, il y a sûrement un regard à porter, une main à tendre, une parole à entendre ; c'est peut-être même cela qu'attendent de nous ceux qui semblent n'attendre plus rien. C'est parce qu'il y a trop de rendez-vous manqués entre les vivants que certains n'envisagent plus que le rendez-vous avec la mort.

ANNEXE

Pour aller plus loin

Pour rentrer dans la problématique générale du suicide nous rappelons les ouvrages fondateurs *Le Suicide* d'Émile Durkheim (PUF, 2013) et *Les Causes du suicide* de son élève Maurice Halwachs (PUF, 2002). Beaucoup plus près de nous, Christian Baudelot et Roger Establet ont poursuivi cette approche sociologique en publiant notamment *Suicide : l'envers de notre monde* (Seuil, 2006).

Pour une recherche épidémiologique actualisée, il faut mentionner les trois Rapports publiés par l'Observatoire national du suicide en 2014, 2016 et 2018.

Pour ce qui du thème central du Travail et Suicide, nous recommandons les ouvrages nombreux et princeps de Christophe Dejours concernant la psychopathologie du travail ; par contre, le lien entre chômage et suicide reste insuffisamment étudié, mais tous ceux qui se préoccupent de la santé des chômeurs pourront prendre connaissance avec un grand intérêt des travaux de Pierre Meneton et son équipe.

La fréquence des pensées suicidaires liées aux situations violentes, particulièrement à caractère sexuel ou sexistes, a été analysée par les enquêtes de l'IFOP menées par Jérome Fourquet et publiées par la Fondation Jean-Jaurès.

Enfin l'indicible épreuve du deuil après suicide à été abordée avec beaucoup de sensibilité dans l'ouvrage *Le Geste ultime : essai sur l'énigme du suicide* du professeur Jacques Védrinne (avec Pierre Sorel et Didier Weber, Presses universitaires de Lyon, 2003) qui est, avec le professeur Jean-Pierre Soubrier, le pionnier de la prévention du suicide en France.

D'autres références plus généralistes sur le travail peuvent également être intéressantes à rappeler : Renaud Crespin, Dominique Lhuilier, Gladys Lutz (dir.), *Se doper pour travailler*, Érès, 2017 ; Norbert Alter, *Donner et prendre. La Coopération en entreprise*, La Découverte, 2009 ; Yves Clot, *Le Travail à cœur*, La Découverte, 2010 ; Vincent de Gaulejac, *Travail, Raisons de la colère*, Points, 2015 ou *La Société, malade de la gestion*, Points, 2014 ; Dominique Méda, *Le Travail*, PUF, 2018 ; Richard Sennett, *Le Travail sans qualités*, Albin Michel, 2000. Sur le harcèlement moral, voir les ouvrages de Marie-France Hirigoyen.

D'autres ressources sur le suicide

– Centre de prévention du suicide à Bruxelles, www.preventionsuicide.be qui donne notamment les chiffres du suicide au niveau mondial.

– Centre de prévention et promotion de la santé de Zurich (2016-2018) pour sa campagne de prévention du suicide « Parler peut sauver ».

– Avis du Conseil économique et social sur le harcèlement moral au travail (2001), pour une définition du harcèlement.

– Guide pour agir, accompagner un événement traumatique en milieu de travail (2012) action des coordinations territoriales en Charente-Maritime, médecine du travail SIST 79.

– INRS, Démarche d'enquête paritaire du CHSCT concernant les suicides ou les tentatives de suicides, 2019.

– Cabinet Fidal par Caron V. avocat, Strebelle G. avocate et Delassault X. avocat, *Le risque suicidaire : enjeux et obligations*, 2009.

– CRAMIF, Dr Breton C., *La Prévention du suicide au travail*, 2009.

– Guide pratique de l'UNPS et Prévention Macif (2010). Envie de la Vie.

– Association SOS suicide Phénix, https://sos-suicide-phenix.org/. Elle combat les idées reçues pour empêcher le passage à l'acte

– Fil santé jeunes, www.filsantejeunes.com/ (2015). Cette association spécialement conçue pour les jeunes lutte elle aussi contre les idées reçues sur le suicide.

– L'application juridique NosDroits pour rechercher toutes les définitions en droit social. Cette application répond à toutes les questions : www.nosdroits.fr/

Et aussi au Cavalier Bleu

– *Anatomie du nazisme*, Frédéric Sallée
– *Comprendre l'économie, un enjeu citoyen*, Assen Slim
– *La Fascination du Japon*, Philippe Pelletier
– *Féminismes : 150 ans d'idées reçues*, Christine Bard
– *La France d'en bas ? idées reçues sur les classes populaires*, O. Masclet, S. Misset, T. Poullaouec (dir.)
– *Géopolitique de l'art contemporain*, Nathalie Obadia
– *Géopolitique des données numériques*, Amaël Cattaruzza
– *Géopolitique des îles*, Marie Redon
– *Géopolitique des religions*, B. Chélini-Pont, R. Dubertrand et V. Zuber
– *Gitans, tsiganes, roms... idées reçues sur les gens du Voyage*, Marc Bordigoni
– *Idées reçues sur l'homoparentalité*, Martine Gross
– *Idées reçues sur l'Allemagne : un modèle en question*, Claire Demesmay
– *Idées reçues sur lu burn-out*, J.-C. Delgènes, A. Martineau-Arbes, B. Morat
– *Idées reçues sur la dépression*, Bernard Granger
– *Idées reçues sur les dinosaures*, Eric Buffetaut
– *Idées reçues sur la douleur*, Pr Bernard Laurent (dir.)
– *L'Irak par-delà toutes les guerres*, Myriam Benraad
– *Idées reçues sur les Vikings*, Régis Boyer
– *La Laïcité en débat*, Valentine Zuber
– *Transhumanisme : quel avenir pour l'humanité ?*, F. Damour et D. Doat
– *Vers une société du care*, C. Ibos, A. Damamme, P. Molinier et P. Paperman
...

Éditeur : Marie-Laurence Dubray
Remerciements de l'Éditeur à : Anne-Laure Marsaleix

www.lecavalierbleu.com

Imprimé en France par CPI Firmin Didot en janvier 2020. 156856
ISBN 979-10-318-0340-1 / Dépôt légal : février 2020
ISSN 1964-700X